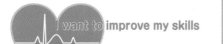
I want to improve my skills

看護の現場ですぐに役立つ

臨床看護の キホン

患者さんのニーズに応える看護法が身に付く!

大口 祐矢 著

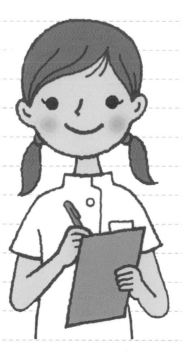

JN081563

秀和システム

はじめに

　この本を手に取ってくださったあなたは、きっと臨床現場で活躍する
看護師さんでしょう。毎日、悪戦苦闘し多忙な日々を送る中で、ときに
は患者さんとの接し方に悩んだり、私って看護師に向いていないのかな
と感じたりしているのではないでしょうか？

　実は私たちだけではなく患者さんも同じように、医療者との関わり方
に悩みや戸惑いを感じているのです。というのも現代社会は、様々なメ
ディアや通信手段が発達し、世界中のあらゆるところで起きた出来事の
情報を瞬時に得られるようになっています。こうした情報化社会の中
で、人々の価値観は多様化し、私たちだけではなく患者さんもそれぞれ
多様な価値観やニーズを持っています。しかし、医療現場ではまだこの
ような患者さんのニーズに十分応えられるような対応ができていない
ことや、患者主体ではなく医療者主体となった医療などが原因で、患者
と医療者との間でトラブルも頻繁に起きています。そのため、こうした
臨床現場で臨機応変に様々な患者さんのニーズに応えられる能力のあ
る看護師が求められています。

　実際、看護の臨床現場では、赤ちゃんからお年寄りまであらゆる発達
段階の人々と接します。それぞれが持つ年齢的な特徴や社会的立場、価
値観などを理解したうえで、多様な健康上のニーズに応えるために、そ
の人に合った看護とは何か、その人にとっていま何が大切なのかなどを
的確に判断し、臨機応変に対応しなくてはなりません。

しかし、臨床現場に出たばかりの看護師は、患者さんの表面的な部分ばかりをとらえ、患者さんが本当に求めていることは何なのか、いまどういう状況や立場にあるのかを考えないまま対応することで、お互いに「あの人にはわかってもらえない」という感情を抱いてしまうことがあります。そこで、臨床現場での看護において前提となる、患者さんの特徴や場面ごとの看護の目標や指針があれば、臨床での看護に戸惑う場面が減少し、実践に役立つのではないかと考えました。

　本書を読むことで、臨床現場で遭遇するあらゆる患者さんや看護場面を体系的に把握し、患者さんへの接し方や看護のあり方の参考にしていただければ幸いです。

2021年6月

大口　祐矢

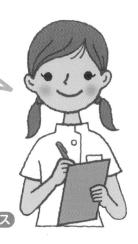

初めてお会いする患者さんの前ではいつも緊張します。どのように接したらよいのか不安でいっぱいです。あなたも私と一緒に学びませんか？

新人ナース

看護の現場ですぐに役立つ
臨床看護のキホン

contents

chapter 1 はじめに

chapter 2 臨床での看護

chapter
3 病期に応じた看護

chapter
4 症状に応じた看護

chapter
5 治療の種類と方法

6 臨床看護の事例

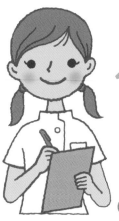

臨床の看護ってどんなものだろう。
とっても興味深いね。

新人ナース

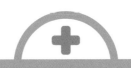

本書の特長

　看護師といえば、普通イメージするのは病院で働く看護師のことでしょう。病気の治療のために入院している患者さんの点滴を行ったり、注射をしたり、身の回りのお世話をしたりすることを思い浮かべることが多いと思います。

　でも、看護師のことをよく知っている人なら、看護師の仕事はそれだけではなく、カルテを書いたり、薬の確認や準備をしたり、そのほかにも患者さんの見えないところで、もっといろいろな仕事をしていると言うでしょう。

　本書では患者さんに見えるところ、見えないところで看護師はどんなことを行っているのか、そしてそれが患者さんのためにどんな役割があるのかについてなど、臨床の立場から看護師のことをお教えしたいと思います。

　看護師になったばかりのピヨピヨ看護師から現役バリバリのベテラン看護師まで、臨床看護とは何かを改めて考えてみることで、これまでの、そしてこれからの看護師としての自身の在り方を見直すきっかけにしてもらえたらうれしいです。

役立つ ポイント1　臨床看護についてざっくりわかる

　臨床看護に関する本といえば、「臨床看護総論」や「臨床看護学概論」など、いかにも小難しそうな書籍が多いです。というのも、そのような書籍を執筆されている先生方は賢くて頭の回転が速い方ばかり。そのため、初めて聞く言葉でも何の説明もなく、さっぱりわからないままどんどん先に進んでいってしまいます。そこで本書は、難しいことはできるだけ簡単に、高度なことは専門書にお任せというスタンスで書いてあります。臨床看護を学問としてキッチリと学んだことがない方でも、ざっくり全体がわかるようになっていますので、ご安心ください。

役立つ ポイント2　ベテランナースのアドバイス

　補足説明や、かゆいところに手が届くちょっとしたアドバイスを随所に入れてありますので、本文と併せて読んでいただくことでより理解が深まるようになっています。また、コラムでは、臨床看護の歴史や背景、ちょっと専門的なお話などを通じて、臨床看護についてより知識や理解を深めていただけるようにしてあります。少し難しいことが書いてありますが、理解できると臨床看護に対するいっそうの興味が湧くことでしょう。

役立つ ポイント3 根拠がわかる

単に「ここではこうします」というだけではなく、「何でこうするの？」「どうしてこの処理が必要なの？」「こういう場合はどうするの？」という疑問に対して、その理由や根拠も説明してあります。だから、臨床現場でつまずきやすいポイントや、パターンごとに、どのようなことをすればよいのかがよくわかり、理解も深まります。

役立つ ポイント4 やさしい言葉での説明

看護師向けの書籍では、専門職を対象にしているということもあり、専門用語が多用される傾向にあります。本を読んで、意味がわからない用語が出てきたらインターネットで用語の意味を調べ、理解したらまた続きを読み、またわからない用語が出てきたら調べ……という煩わしさを排除できるよう、本書ではできるだけやさしい言葉を選択し、専門用語には注釈を加え、理解しやすいように配慮してあります。

以上のとおり、臨床看護について学問としてきちんと学んだことがない看護師さんにとっても、できるだけわかりやすい本になるよう工夫しました。

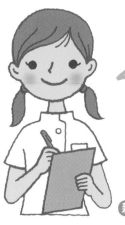

この本の特徴や使い方を読んでから読み進めると、より内容が頭に入りますね。

新人ナース

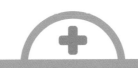

本書の使い方

　本書はchapter 1〜6で構成されています。臨床ではどのような看護が行われているのか、ざっくりわかるように広く浅く書いてあります。

chapter 1　はじめに
　健康とは何かという基本的な内容から、臨床現場ではどのような視点で看護が行われているのかといったことまで学べます。

chapter 2　臨床での看護
　臨床現場では赤ちゃんからお年寄りまで、様々な年齢層の患者がいます。それぞれの年齢層における特徴を踏まえた、根拠に基づく看護とは何か、ポイントを押さえましょう。

chapter 3　病期に応じた看護
　健康期、急性期、慢性期、終末期という4つの病期ごとに、どのような看護の特徴があるのか学びましょう。

chapter 4　症状に応じた看護
　呼吸や循環、栄養代謝など様々な身体症状を呈する患者に、どのような看護をしていけばよいのか学びましょう。

chapter 5　治療の種類と方法
　輸液療法や薬物療法、手術療法など臨床で遭遇する様々な治療法について、どのような特徴があるのか学びましょう。

chapter 6　臨床看護の事例
　脳卒中の事例で、看護師はどのような看護をしているのか学びましょう。

　臨床で遭遇する様々な場面において、どのような患者がいるのか、患者または家族はどのような気持ちでいるのか、どのような特徴があるのか、どんな看護をしたらよいのかなど、できるだけわかりやすくポイントを絞って書いてあります。本書一冊で、臨床看護について大切なポイントはほとんど出てきますので安心してください。

この本の登場人物

本書の内容をより的確に理解していただくために医師、
ベテランナース、先輩ナースがアドバイスやポイントの説明をしています。
また、新人ナースや患者さんも登場します。

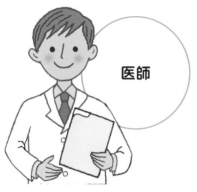

医師

病院の勤務歴8年。的確な判断と処置には定評
があります。

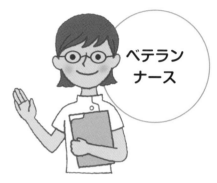

**ベテラン
ナース**

看護師歴12年。優しさの中にも厳しい指導を信念
としています。

**先輩
ナース**

看護師歴5年。新人ナースの指導役でもあります。

**新人
ナース**

看護師歴1年。看護師として知っておきたい臨床
看護の知識を勉強しています。

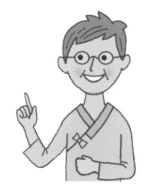
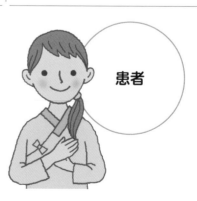

患者

患者さんからの気持ちなどを語っていただきます。

はじめに

看護ってそもそも何をすることなの？

看護師って何をする人で、どのような役割があるの？

まず本章では、そのような素朴な疑問から順番に解決していきましょう。

健康とは

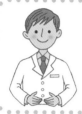

人は、どこかが痛い、どこかが苦しいといった何らかの身体の不調を感じることがあります。それは、ふだんあまり意識していない健康が損なわれている状態に気付くことでもあります。そこで、まずは健康とは何かについて考えてみましょう。

健康の定義

健康というのは、一般的に考えると病気ではないという状態です。自分が健康だと思っている人がどのくらいいるかというと、厚生労働省による2016（平成28）年の「国民生活基礎調査」では、85.5％の人が少なくとも普通程度には健康だと思っているというデータが示されています。

そして、人々が何を理由に健康だと判断するのかについては、厚生労働省の2014（平成26）年の「健康意識に関する調査」によると、「病気がないこと」が63.8％で最も多く、次いで「美味しく飲食できること」が40.6％、「身体が丈夫なこと」が40.3％と、身体的な面が大半を占めています（3つまで回答可）。とはいえ、「不安や悩みがないこと」19.1％、「幸せを感じること」11.9％、「人間関係がうまくいくこと」6.4％など、精神的な面や社会的な面の回答もそれぞれ1〜2割程度あります。

つまり、健康というのは身体的な部分だけではなく、精神的にも社会的にも良好な状態を指しています。世界保健機関（WHO[*]）も、「健康とは、身体的、精神的、社会的に完全に良好な状態であり、単に病気がないとか虚弱でないということではない」と定義しています。

これはWHOが1948年に発表した健康の定義で、すでに70年以上経過していますが、いまだによく使われています。

COVID-19で話題となった新型コロナウイルスでは、感染したことにより呼吸器症状が出現するという身体的な健康問題だけではなく、このまま回復しないのではないかという不安や恐怖から起きる不眠などの精神的な健康問題、濃厚接触者であることが周囲に知られ嫌がらせをされるなど社会的な健康問題も生じる事態となりました。こうした健康問題を抱える患者さんを受け止め、真摯に向き合っていくことが看護師には求められています。

---

[*] WHO　World Health Organizationの略。

健康上のニーズ

次に健康上のニーズについて考えてみましょう。ニーズとは、ニード（欲求）の複数形です。「〜したい！」という気持ちは、自分の行動を突き動かす原動力になります。欲求は、生まれつき持っている基本的欲求と生まれてから後天的に獲得する社会的欲求の2つに大きく分類されます。欲求に関しては、マズローの理論が有名です。

マズローは、人間が本質的に持っている欲求を次の5つに分類しました。❶生理的欲求、❷安全欲求、❸社会的欲求、❹承認欲求、❺自己実現欲求です。そして、生理的欲求のようなより下位の欲求が十分に満たされないと、上位の欲求が満たされることはないという欲求段階説を唱えました。ただし、例外もあります。

基本的欲求であることの条件は、❶その欠如が病気を生む、❷その存在が病気を防ぐ、❸その回復が病気を治す、❹自由に選択できるなら、他の欲求の充足に先駆けてそれが選ばれる、❺健康な人であれば、無意識で自覚されないことが多い——とされています。これらの条件を見ると、健康または健康障害に大きく関係していることがわかります。つまり、健康であれば、おのずから無意識に基本的欲求は満たされていて、常に満たされていれば健康の保持・増進につながっているということです。

看護師は、対象者の健康上のニーズとして、人間に普遍的な欲求と個別的な欲求との2つの観点において、どこが未充足になっているのか、優先的に充足すべきところはどこなのかを考えて援助する必要があります。

▼マズローの欲求5段階説

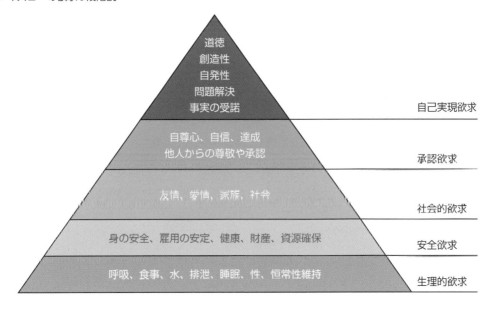

臨床看護とは

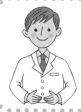

古くから医療者は身体の不調に対して、症状を緩和させたり環境を整えたりして可能な限り心地よく過ごせるように配慮し、ときには原因を突き止めて治せる部分は治すことをしてきました。看護師はこのような業務の一端を医療専門職として担っています。

臨床看護とは

まずは**臨床看護**という単語について考えてみましょう。臨床看護は「臨床」と「看護」の2つの言葉が組み合わさっています。

「**臨床**」には、患者に接して診察・治療・看護を行うことを意味します。このことは、病気や人体の仕組みを考える医学を基礎医学としたのに対して、それを実際の医療現場で活用する医学を臨床医学と呼んだことが由来となっています。

「**看護**」の意味は日本看護協会の定義[1]を参照するとよいですが、ちょっと難しいので、わかりやすくいうと、**病気で苦しむ人たちをケアし、健康な人たちの健康を維持し、疾病を予防するということ**です。ここで大切なのが、看護の対象は病気で苦しむ患者だけではなく、健康な人であってもその健康を維持し疾病を予防するという意味で、健康な人も看護の対象になることがあるということです。個人だけではなく、家族や集団（地域住民など）のように大勢が対象になることもあります。

▼臨床看護の対象者

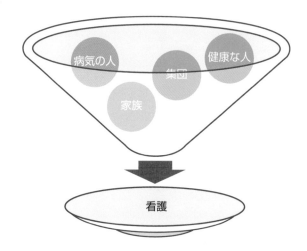

病気の人　集団　健康な人

家族

看護

出典1）　日本看護協会編、看護にかかわる主要な用語の解説：概念的定義・歴史的変遷・社会的文脈、2007年
（https://www.nurse.or.jp/home/publication/pdf/guideline/yougokaisetu.pdf）

看護師の業務

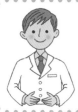

看護師として業務をするには、看護師の資格が必要です。その資格は免許によって定められており、業務内容は法律および基準となる声明で決まっています。ここでは、看護師の業務について法律や声明ではどのように決まっているのか学んでいきましょう。

➕ 看護師の業務に関する法律

看護師の業務は、**保健師助産師看護師法**（以下、保助看法）で定められています。保助看法では、第5条で看護師の業務を「傷病者もしくは褥婦に対する療養上の世話または診療の補助を行う」と規定しています。このように、看護師の業務は法的には、「**療養上の世話**」と「**診療の補助**」となっています。

また、第31条で「看護師でない者は、第5条に規定する業をしてはならない」と規定されており、これは「療養上の世話」と「診療の補助」が看護師の業務独占であることを意味しています。業務独占というのは、特定の資格を有する人しか業務をしてはならないということであり、つまり「療養上の世話」と「診療の補助」は**看護師しか行うことができない業務**ということです。

一方、第37条では、**看護師が行ってはならない業務**が規定されています。看護師が行ってはならないことは、「医師または歯科医師が行うのでなければ衛生上危害を生ずるおそれのある行為」です。その行為は、「診療機械を使用」「医薬品を授与」「医薬品について指示」が主なものですが、「主治の医師または歯科医師の指示があった場合を除く」とされています。つまり、ここでは看護師が医行為を「診療の補助」として行う場合に、**医師の指示が必要**であることの根拠が示されています。

以上のことから、看護師が医行為を「診療の補助」として行う場合は医師の指示が必要ですが、「療養上の世話」には医師の指示は必要ありません。したがって、「療養上の世話」は看護師が自ら**判断して行ってよい業務**ということです。

看護師の業務の範囲は時代によって変化する

　看護師の業務独占として、「療養上の世話」と「診療の補助」があることを説明しました。「療養上の世話」は具体的にどういうことかというと、食事や排泄、入浴、保清などの日常生活行動の援助や療養生活に関する指導などを指します。また、「診療の補助」は、注射などによる薬剤投与や気管内吸引、尿道カテーテルの挿入などがあります。例えば、基礎看護技術の授業で学んだ内容を思い浮かべるとイメージしやすいと思います。

　一方、保助看法には、「療養上の世話」や「診療の補助」がどのようなことを指すのかについて具体的な説明はありません。なぜかというと、これらは時代の流れによって求められるものが変化し

ているためであり、必要に応じて厚生労働省の検討会などで審議され、その範囲が明確にされます。診療の補助業務の変更例としては、「静脈注射」が代表的です。多くの看護師が業務として静脈注射を行っているにもかかわらず、2002（平成14）年までは、保助看法第5条に規定する看護師の業務の範囲を超えるものとされていました。しかし、審議の結果、「看護師等による静脈注射は診療の補助行為の範疇（はんちゅう）である」とされました。このように看護師の業務範囲を規定することで、看護師養成課程での教育内容に取り入れられ、看護師の質を保証することにもつながります。

診療の補助と療養上の世話は同時に行うこともある

　看護師が業務を行うとき、「診療の補助」と「療養上の世話」がきっちり分かれているかというと、そうとも限りません。例えば、点滴を患者に滴下しながら、患者の心配していることの相談を受けたり、その対応をしたりする場面などがあります。

　また、診療の補助と療養上の世話を組み合わせて問題解決を行う場合もあります。例えば、便秘に対する看護として排便コントロールを行う場面です。排便のコントロールでは、日々の生活習慣を見直したり、緩下剤などを使ったりして便の回数や性状、量を調整します。具体的には、便の性状や頻度、どのような薬を使っているのか、腹部

膨満感の有無などを患者から聞き取り、腸蠕動音（ぜんどう）の聴診なども行ってアセスメントし、温罨法（おんあんぽう）を行ったり、食生活や運動習慣の見直しをしたりしていきます。これに加えて、医師の指示に基づいて緩下剤を使用したり、ときには浣腸や摘便を行ったりしますが、いつ、どのようにこれらのことを行うかは看護師が判断することのほうが多いです。

　このように、診療の補助と療養上の世話というのは、相互に関連しており、診療を受ける患者の立場に立って必要な援助を提供していくことが大切です。

看護師の業務に関する声明

職能団体である日本看護協会は、1995（平成7）年に看護業務基準を発表し、その後、2016（平成28）年に二度目の改訂がなされ現在に至っています。看護業務基準は「保健師助産師看護師法で規定されたすべての看護職に共通の看護実践の要求レベルと看護職の責務を示す」[1]とされています。

看護業務基準は、看護専門職として、その職務の責任や役割、業務として行う仕事内容を定めたものです。自立した専門職として、一人ひとりの看護師が、ここに示された内容を実践することが求められます。また、職能団体によって社会に公表されたこの基準は、社会との約束事でもあります。例えば、医療事故や医療訴訟の際には、看護業務基準に基づいて看護実践の適否が社会から評価されることになります。

看護業務基準は「看護実践の基準」と「看護実践の組織化の基準」の2つで構成されています。下の表に「看護実践の基準」から「看護実践の責務」「看護実践の内容」「看護実践の方法」の項目を抜粋したものを示しました。表には項目のみ示していますが、それぞれの項目にはさらに詳しい解説が添えられています。

▼看護業務基準（2016年）に示された看護実践の基準

---

1. 看護実践の責務

1) すべての看護実践は、看護職の倫理綱領に基づく。
2) 人の生命および尊厳を尊重する立場に立って行動する。
3) 安全で、安心・信頼される看護を提供する。

---

2. 看護実践の内容

1) 看護を必要とする人を、身体的・精神的・社会的・スピリチュアルな側面から支援する。
2) 看護を必要とする人の意思決定を支援する。
3) 看護を必要とする人が変化によりよく適応できるように支援する。
4) 主治の医師の指示のもとに医療行為を行い、反応を観察し、適切に対応する。
5) 緊急事態に対する効果的な対応を行う。

---

3. 看護実践の方法

1) 看護実践の目的と方法について説明し、合意に基づいて実施する。
2) 看護実践に必要な判断を専門知識に基づいて行う。
3) 看護を必要とする人を継続的に観察し、状態を査定し、適切に対処する。
4) チーム医療において自らとメンバーの役割や能力を理解し、協働する。
5) 看護実践の一連の過程を記録する。

出典1) 日本看護協会、2016年改訂版 看護業務基準
(https://www.nurse.or.jp/nursing/practice/kijyun/pdf/kijyun2016.pdf)

チームで行う看護

病棟では24時間365日、年中休みなく看護を提供しています。看護師は24時間を交代制で勤務し、また、勤務時間中も1人で業務が完結するのではなく、複数の看護師で協力して効率よく継続して看護をしています。地域や患者の年齢構成、疾患の特性、在院日数、看護師の人数や経験年数などを考慮して、最適な看護の提供方式を決めています。

このような看護の提供方式を、一般的に**看護方式**と呼びます。看護方式の代表的なものに、❶チームナーシング、❷固定チームナーシング、❸プライマリーナーシング、❹モジュール型プライマリーナーシング、❺パートナーシップナーシングシステムなどがあります。看護方式の違いや病棟で定められたルールによって名称に違いはありますが、一般的にはメンバー看護師、リーダー看護師、フリー業務看護師など、役割を分担して日々の看護業務を行っています。

メンバー看護師は、その日の受け持ち患者のバイタルサイン測定、看護ケアの提供、検査の実施などの責任を持つ看護師です。受け持ち患者に予定されている医療ケアや身体状態の観察、看護を行います。受け持つ患者数の平均は病棟の看護師配置基準によって異なります。

リーダー看護師は、メンバー看護師やフリー業務看護師を統括し、患者全体の情報を収集することや、業務負担に偏りがないか、応援が必要かどうかの判断、医師の指示を受けてメンバー看護師に伝達するなどの業務を行います。

フリー業務看護師には、患者を受け持たず、メンバー看護師の業務を支援して入浴介助や配下膳の介助、採血などの処置や手術・検査の準備などを行う役割があります。

日々の業務とは別に、入院から退院までを通して同じ患者を受け持ち、その患者の看護計画を立てたり、ケアの責任を持ったり、看護サマリーを書いたりする看護師を**プライマリーナース**といいます。入院患者のベッドネームには、主治医の氏名と共にプライマリーナースの氏名も記載されていることが多いです。

メンバー看護師の日勤におけるタイムスケジュール例を下に示します。

▼メンバー看護師のタイムスケジュール例（日勤）

時間	業務内容
8：20	カルテから情報収集
8：30	夜勤者からの申し送り
8：35	朝の全体カンファレンス
8：45	チームミーティング
9：00	患者ラウンド
9：30	点滴等の準備
10：00	ベッドサイドケア ・バイタルサイン測定 ・点滴 ・清拭、洗髪、排泄などのケア ・検査やリハビリテーションへの移送

12：00	食事介助 ・経管栄養 ・食事のセッティング、介助 リーダー看護師、メンバー看護師に昼休憩中の受け持ち患者について情報共有、依頼など
12：30	昼休憩
13：30	チームカンファレンス ・特定の患者について、問題提起
14：00	患者ラウンド ・重症患者のバイタルサイン測定
15：00	点滴、排泄ケアなど
16：00	リーダー看護師への報告、記録
17：00	記録の残り 業務終了

column

パートナーシップナーシングシステム：PNS

パートナーシップナーシングシステム（PNS） は、2009年に福井大学病院で独自に開発した看護方式です。看護師の経験年数にかかわらず、1人で複数の患者を受け持ちながら展開してきたこれまでの看護方法を改め、2人の看護師が複数の患者を受け持ち看護展開し、互いに補完し相乗効果を発揮しながら、その責任と成果を共有し、安心で安全な質の高い看護を提供する、という看護方式です。

　メリットとして、体位変換、保清など1人で行うよりも2人で行うほうが効率がよくて時間短縮になること、経験年数の浅い看護師がパートナーとなった先輩看護師をそばで見たり感じたりして学ぶことができるため、早くひとり立ちできるようになること、パートナーとなった2人のうちどちらかが前日に受け持ち患者として担当していた場合には患者情報の共有がスムーズになること、などがあります。

　デメリットとして、必ず2人で行動するので、倍の数の患者を看ることになるため、業務が大変になること、制度を導入にあたりスタッフが慣れるまでは苦労すること、パートナー選びが難しいことなどがあります。

　理想的な労働環境を実現しようとするPNSですが、看護業界へ浸透するにはまだまだ時間がかかりそうです。PNSを上手に活用する病院が増えれば、ナースがより明るく元気に働ける職場が増えると思います。働きやすい職場環境の構築が進むことを願うばかりです。

チーム医療とは

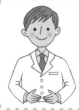

現在はチーム医療を提供することが医療施設の必須条件になっています。医療施設の内外を問わず、それぞれの専門性を持った職種が集まり、1人の患者への対応を検討していくことは、効率がよく質の高い医療を提供することにつながっています。

チーム医療とは

患者を診るとき、かつては1人の医師が中心となって診療を行っていましたが、チーム医療では、看護師、薬剤師、管理栄養士、理学療法士など、医療に関わる様々な職種が患者の病状に応じてチームを組み、意見を交換しながら、患者が心身ともに健やかな生活を送れるように治療とサポートを行っています。

例えば、寝たきりの患者では褥瘡（じょくそう）の予防、管理も必要になりますが、看護師による体位交換やマットレスの管理、薬剤師による薬品の検討、また管理栄養士による栄養面からのアプローチが効果的なケースもあります。このように1つの目的を中心に各職種が協働するというのが理想的なチーム医療の形です。

チームの組織

1人の患者のための情報交換を円滑にし、ケアの目標をチームの全員で共有して関わることを目的に、組織が構成されています。組織には大きく分けて2種類あります。

・病院内の多職種連携
病院内のみで医師、看護師、薬剤師、管理栄養士、理学療法士など様々な職種が連携を行います。

・施設間の多職種連携
病院内だけではなく、訪問看護ステーションや保健所、療養型施設など多施設間で連携を行います。

チーム医療で大切なこと

多職種の協働が効果的に行われるために必要なこととして、❶リーダーシップ、❷志向性の2つの観点から説明します。志向性というのはちょっと難しい言葉ですが、意味は「心がその物事を目指し、それに向かうこと」です。

ハーシィ（P. Hersey）らは、リーダーシップとは与えられた状況で、目標達成のため、個人ないし集団に影響を及ぼすプロセスであると述べています[1]。多職種で協働する際には、どの医療専門職がリーダーシップをとるかは状況によって異なります。例えば、交通事故による外傷で救急搬送された患者を救命する場合は、医師がリーダーとなって瞬時に治療方針を定めて治療を行います。

一方、退院に向けて必要となるセルフマネジメントの教育や在宅で療養生活をするための指導では、看護師がリーダーになることが多いと思います。つまり、医師のみにリーダーシップを任せるのではなく、**あらゆる専門職が自らの専門性を発揮してそれぞれの分野でリーダーシップをとっていくことが重要です。**

チーム医療の志向性として、細田は❶専門性志向、❷患者志向、❸職種構成志向、❹共同志向の4つで説明しています[2]。

専門性志向：各職種が専門性を備えて細かく分かれ、さらにそれを発揮しようとすること。
患者志向：患者が中心であると考えること。
職種構成志向：チームメンバーとして複数の職種が業務に関わること。
共同志向：複数の職種が対等な立場で互いに尊敬し合い、協力して業務を行うこと。

チーム医療の理想は、これらがすべて最大限に発揮されている状態です。しかし、これら4つはそれぞれ対立関係になる場合があり、そうなると患者にとって有益な医療が提供されず、病気は治ったがQOLは低下したということも起こりえます。

例えば医師が、診断して治療をするという専門的な仕事のみに専念すればよいと考え、「専門性志向」を中心に患者に関わると、「患者志向」が不足するため、患者の思いやこれまでの生活と照らし合わせることなく治療内容が決定され、患者にとっては不利益となってしまいます。

4つの志向性をバランスよく発揮していくことが、本当の意味で患者中心の医療につながります。

出典1）　P.ハーシィほか、入門から応用へ 行動科学の展開：人的資源の活用 新版、山本成二ほか訳、生産性出版、2000年
出典2）　細田満和子、「チーム医療」とは何か：医療ケアに生かす社会学からのアプローチ、日本看護協会出版会、2012年

チーム医療における各職種の役割

医療においては、専門を細かく分けることによって、役割分担が急速に進んでいます。医療に関係する各専門職は、看護師と同様、法律により免許を付与されて業務を行っています。看護師と同様に、各専門職は法律に基づき、かつ倫理綱領を行動指針としてその業務にあたっています。

15ページで説明したように、保助看法の第5条には、看護師の業務は「療養上の世話」と「診療の補助」であると規定されています。この「診療の補助」の内容は具体的に規定されているのではなく、広範囲に及びます。したがって、保助看法の制定以降に創設された医療専門職では、看護師の「診療の補助」に関する業務独占について言及し、業務内容が定められたものが多くあります。

例えば、理学療法士及び作業療法士法を見ると、理学療法士は「医師の指示のもとに、理学療法を行うことを業とする者」であること、そして「理学療法士は、保健師助産師看護師法第31条第1項および第32条の規定にかかわらず、診療の補助として理学療法を行うことを業とすることができる」と記載されています。歯科衛生士についても、歯牙および口腔の疾患の予防処置として定められた業務は独占していますが、「歯科診療の補助」は保助看法の「診療の補助」には含まれないことに言及されています。

このように、専門職種の役割が細分化していますが、各専門職の役割は拡大しており、患者に安全で適切な医療を提供するためのより緊密な多職種連携と協働が求められています。

▼医師、看護師以外の医療専門職の役割と業務内容

医療ソーシャルワーカー	「がんと診断されて、頭が真っ白になった」という時点から、患者やその家族の相談のほか、社会福祉サービスや患者会の情報も幅広く持つ。遠族の悩みや相談に応じてくれることも。
薬剤師	近年、積極的に外来化学療法や病棟の入院患者の薬の相談にかかわるようになった。例えば、薬に対する誤解をなくし、飲み方を指導する、副作用による症状を軽減、改善させるためのアドバイスをする、退院時の服薬の指導をするなど。
理学療法士	ベッドで寝ている期間が長くなったときに、低下してしまった手足の運動機能を取り戻すためのリハビリを担当。例えば、「ベッドで瘍返りを打つ」「起き上がる」「立つ」「歩く」などを指導する。
作業療法士	病気や機能障害があっても、日常生活動作（食事・巻替え・移動・排泄・姿勢や整髪・入浴など）がスムーズにできるよう、生活における工夫や社会復帰のための準備を整える。
言語聴覚士	「食べる」「話す」「聞く」「読む」「書く」の不便を改善するためのリハビリを担当する。
管理栄善士	早期回復・早期離床のための栄薑指導のほか、食欲低下時、副作用による症状などで食事がとれないときに、どんなものなら食べられるかを一緒に考えてくれる。退院後の食事のアドバイスもしてくれる。
放射線技師	放射線による画像診断や治療の後迫症などの質問や相談に乗ってくれる。放射線の被曝相談も受ける。

キャリアデザイン

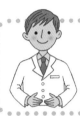

自分の職業人生を自らの手で主体的に構想・設計 (デザイン) することは大事です。ここでは、自分の経験やスキル、性格、ライフスタイルなどを考慮したうえで、仕事を通じて実現したい将来像を考えていきましょう。

✚ キャリアとは

キャリアとは、**職業を通して自分が将来どのようになりたいか**という意味で、どうしたらなれるかを自分自身で考え、組み立てていくことを**キャリアデザイン**と呼びます。

臨床の看護師が目指すキャリアとしては、大きく分けて2つあります。それは、**ジェネラリスト**と**スペシャリスト**です。

▼キャリアアップモデルの例

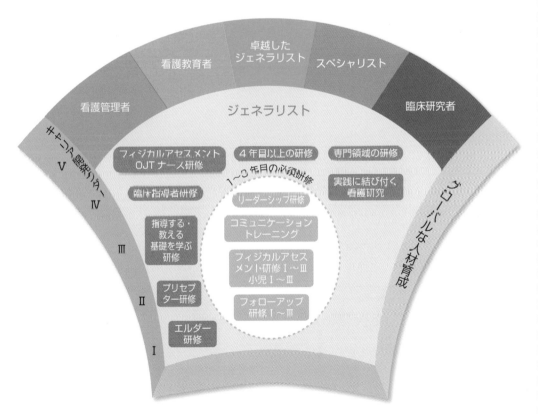

出典：岡山大学病院看護部

ジェネラリストは、多様な専門性を身に付けて総合的判断ができる人です。つまり、看護師としては様々な診療科に従事し、いろいろな患者、疾患の看護を経験したうえで、オールマイティに活躍できる看護師を指します。

スペシャリストは、1つの専門分野に特化した知識や技術を持つ人です。つまり、看護師としては、専門看護師や認定看護師など、特定の分野で一定の水準を満たして活躍する看護師のことを指します。

ジェネラリストとしてキャリアをスタートし、のちにスペシャリストになるという選択肢もあるため、一方に進むともう一方に進めないというわけではありません。自らのキャリアデザインをしながら看護の道を歩むと、モチベーションを上げて看護ができると思います。

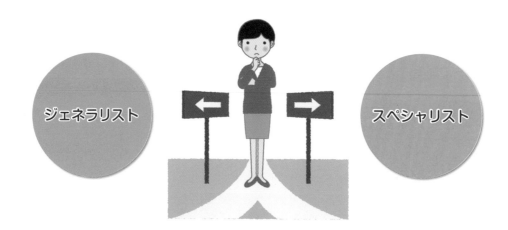

chapter 2

臨床での看護

本章では、まず看護の対象者はどのような人か、
その対象者にはどのような特徴があるのかを理解したあと、
臨床現場で活躍する看護師が、
実際にどのような看護を行っているのか学んでいきましょう。

看護師はどんな人を看護しているのか

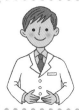

看護師がどんな人を看護しているのかについては、看護師の具体的な業務内容を考えてみるとイメージがしやすいと思います。ここでは、どんな人を看護しているのかを理解するために、看護師が活躍する領域と場所、年齢層、健康レベル、身体の機能障害、生活機能などに分けて考えていきます。

看護師が活躍する場

看護師ってどんな人かなと考えたとき、看護師は病院で医療を提供する人というイメージが最初に思い浮かぶと思います、しかし、実はほかにも診療所、助産所、介護老人保健施設、訪問看護ステーションなどにおいても看護師が活躍しています。

看護師は医療従事者といわれるので、医療のみに携わると思われがちですが、実は保健や福祉の分野でもその能力を発揮しています。例えば、保健の分野では、企業の健康管理室や保健所、学校の保健室などで活躍しており、保健師免許や養護教諭免許を取得する人もいます。

福祉の分野では、老人ホーム、介護老人保健施設などの高齢者施設、保育所などの児童施設で活躍する看護師もいます。ケアマネジャーの資格を取得する看護師もいます。

▼ますます広がる看護職の活躍の場

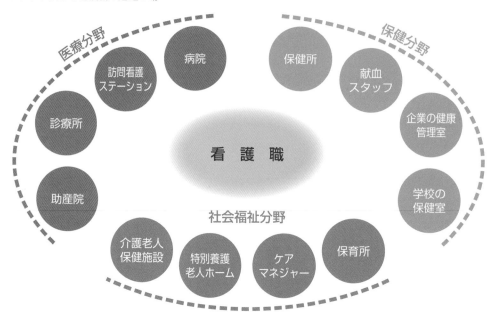

看護師が対象とする年齢層

　看護師による看護の対象となる人は、生まれる前の赤ちゃんからお年寄りまで年齢に制限はありません。年齢ごとの時期で分けると、周産期、乳幼児期、小児期、青年期、成人期、老年期のすべてが対象となります。

　あらゆる年齢層の人が看護の対象となりますが、看護師が活躍する場によって、一部の年齢層のみの人と接することになります。例えば、周産期病棟では生まれる前の赤ちゃんと妊産婦、小児科病棟では小児期にある子ども、高齢者福祉施設では老年期にあるお年寄り、などのようになっています。

▼年齢階級別に見た受療率（人口10万対）の年次推移

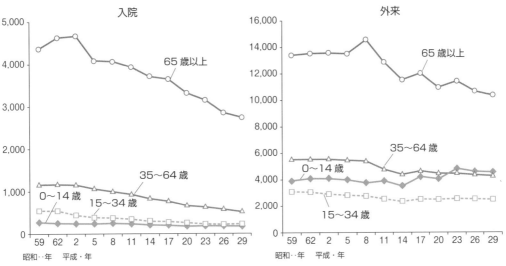

注：平成23年は、宮城県の石巻医療圏、気仙沼医療圏および福島県を除いた数値である。

出典：平成29年（2017）患者調査の概況（厚生労働省）
　　　https://www.mhlw.go.jp/toukei/saikin/hw/kanja/17/dl/02.pdf

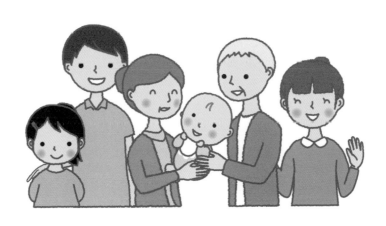

対象者の健康レベル

健康レベルというのは、少し聞き慣れない言葉かもしれませんが、簡単にいえば「どのくらい健康であるか」ということです。健康とは何かについて、詳細は前述しているのでここでは省略しますが、健康の問題は身体的なものだけではなく、精神的なものや社会的なものも含まれていることを思い出してくださいね。

看護の対象となる人の健康レベルは大きく分けて3つあります。それは、健康な人、健康問題を抱えている人、終末期にある人です。健康な人を対象にするというと、なかなかイメージをつかみにくいかもしれませんが、健康な人には、健康問題が生じないように予防、健康維持、健康増進を図ってもらうことが看護師の役割となります。学校や地域、組織などの集団に対して行う健康教育などがこれに当たります。保健師と連携して行うこともあります。

健康問題を抱えている人に対して、看護師は医師と連携し、診療の補助として大きな役割を担っています。痛みや苦しみによる生活上の変化、将来に対する不安など療養上の悩みに対するケアとして、身体的、精神的、社会的な援助を行っていくことがとても大切です。

終末期にある人の看護では、安らかな死を迎えられること、身体的苦痛や精神的苦悩から解放されることが重要な目標です。同時に家族のケアも忘れてはいけません。本人が亡くなるまでは、家族は気を張り詰めて看病したり寄り添ったりしていますが、亡くなったあとは強い喪失感に襲われたり、生前の自分の行動や言動に後悔を感じたりすることもあり、本人の死がケアの終わりではないことを知っておきましょう。

対象者の身体の機能障害

身体の機能障害は、一般的に臓器別に分類されます。医学的には各臓器別に診療科があり、専門の医師が診療しています。患者が複数の臓器に健康問題を抱えている場合は、複数の診療科の医師が治療に携わっており、医師間で意見の対立が生じることもあります。そういうときは、可能な限り医師間で話し合いを行いますが、ときに看護師が間に入っての調整が必要となることもあります。

対象者の生活機能

現在、人々の健康問題は生活習慣病を代表とする慢性疾患や老化による疾患が主となってきています。これらの疾患を持つ人は、入院して治療を受けても完全に治ることは少ないため、退院して自宅に帰ってからも療養を続けながら生活をすることになります。対象者の中には自立して生活できる人もいれば、他者の援助がなければ生活が困難な人もいます。

病院では24時間医療を受けられますが、地域や在宅では療養の管理は自分自身で行わなければなりません。そのため、患者が地域や自宅で生活できるよう、残存する生活機能のレベルに応じて、療養を支える医療を導入していく必要があります。

生活と療養の場は、生活と療養のそれぞれが同じ重みを占めているのではなく、療養を支える医療をうまく導入することで、生活と療養の場が患者の生活の場になります。このような形で患者の生活を支えるために、支援する看護師は患者の生活および生活の中で大切にしているものを理解していくことが重要です。

ライフサイクルと
発達課題ってなに?

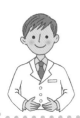
前節で、看護の対象に年齢制限はないということをお伝えしました。人間が
この世に生を受けてから死ぬまでの一生涯を周期としてとらえる考え方を
ライフサイクルといいます。その時々における身体と心の構造や機能の変
化を理解することが、健康問題の理解に大いに役立ちますので、その概要を
見ていきましょう。

ライフサイクルと発達課題とは?

　看護はあらゆる年齢層の人々を対象にしている
ので、ライフサイクルの理解が必要です。ライフ
サイクルとは、人間が(受精により)この世に生
を受けてから死ぬまでの一生涯を連続的な周期と
してとらえる考え方です。そして、ライフサイク
ルを通じて生じる身体と心の構造や機能の変化を
「発達」といいます。

　ライフサイクルは、発達の特徴に合わせて分け
て考えることができます。ライフサイクルの前半
は、胎生期、新生児期、乳幼児期、幼児期、学童期、
青年期に分けられ、身体や心の構造・機能の成長、
成熟から発達をとらえます。そして後半は、成人
期、老年期に分けられ、身体の構造・機能が維持
されているか、衰退しているかという観点から発
達をとらえます。

　また、各時期に特有の発達の特徴は、次の時期
に移行するために達成すべきこと、あるいは乗り
越えていくべきこととして、「発達課題」と表現さ
れます。
　ライフサイクルや発達課題に関するこのような
考え方は、ちょっと難しいですがエリクソンが「8
つの精神社会的発達段階」として示しました。

エリクソンの8つの発達段階ってなに?

エリクソンは人間のライフサイクルを8つ（乳児期、幼児期前期、遊戯期、学童期、青年期、成人前期、成人期、老年期）に分け、それぞれの時期に生じる葛藤や対立を経験することで成熟していくと述べています。例えば、青年期では「同一性 対 同一性混乱」という葛藤を経験し、精神社会的危機に直面することで、忠誠という強さを得て成長していくというものです。

次の図は、各時期に生じる要素が順序立てて発達することを説明しているだけではなく、前後左右の空欄においても刺激し合い影響を及ぼしていることも示しています。

▼エリクソンの発達理論

	1	2	3	4	5	6	7	8
Ⅷ 老年期		(注) プラスの力 VS マイナスの力 （活力）						統合 VS 絶望 （英知）
Ⅶ 成人期							世代性 VS 停滞 （世話）	
Ⅵ 成人前期						親密 VS 孤立 （愛）		
Ⅴ 青年期					同一性 VS 同一性混乱 （忠誠）			
Ⅳ 学童期				勤勉性 VS 劣等性 （有能）				
Ⅲ 遊戯期			自主性 VS 罪悪感 （目的）					
Ⅱ 幼児期前期		自律性 VS 恥・疑惑 （意志）						
Ⅰ 乳児期	基本的信頼 VS 基本的不信 （希望）							

老年期であっても「基本的信頼 対 基本的不信」の葛藤を経験し、それが老年期固有の「統合 対 絶望」の葛藤や英知を得ることにも関連していますよ。

ベテランナース

子どもの理解と看護

子どもとは、受精後の胎児から15歳くらいまでのことをいいます。この時期の成長・発達は、ほかの年代の人々と比べると顕著で一定の順序性があります。特に小児看護では、子どもの成長と発達がどのくらい進んでいるのかを常に考えて援助していくことが大切です。

▼子どもの発達段階

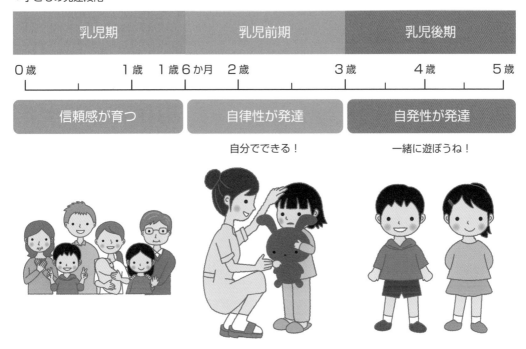

乳児期		乳児前期		乳児後期	

0歳　　　　　　1歳　1歳6か月　2歳　　　　　3歳　　　　4歳　　　　5歳

信頼感が育つ	自律性が発達	自発性が発達
	自分でできる！	一緒に遊ぼうね！

出典：伸芽'Sクラブ

胎生期（受精卵が胎児になり出生するまで）

● 発生・分化

受胎後（受精卵が子宮内膜に着床し、妊娠が成立したあと）2か月まではまるで魚のような形をしていますが、3か月ごろには性別がはっきりし、人間らしい形に変わっていきます。その後、各臓器や器官が発達し、7か月ごろには聴覚が発達します。外から聞こえる音に反応して手足を動かすことで母体に刺激を送っています。そういう意味では、すでにこの時点で外の世界と交流していると考えられますね。

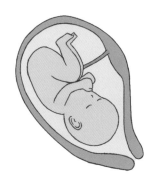

▼胎生期における臓器および器官の発達

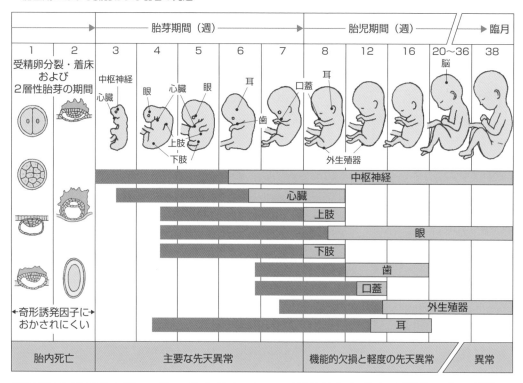

出典：Moore KL: Before We are Born : Basic Embryology and Birth Defects, 2nd ed. WB Saunders, 1977

乳児期（出生から生後1年まで）

●身体的発達

　出生後から生後28日未満の児を**新生児**といいます。その時期も含んで、生後1年までの乳児の時期を**乳児期**といいます。出生直後は、平均の男児で身長が約49cm、体重が約3000gですが、生後1年ごろには身長は約1.5倍、体重は約3倍まで成長します。

●知的発達

　目や耳、手足に伝わる感覚、においなどを通して外の世界を認識し、偶発的な行動から目的を持った行動をするようになる時期です。例えば、母親の乳首に触れると吸おうとする行動や、親の言う簡単な言葉（おいで、ちょうだいなど）を聞くと親のほうに向かってきて物を渡す行動などができるようになります。

●精神社会的発達

　エリクソンの発達理論では、乳児期は基本的信頼 対 基本的不信を経験し、その中で希望を獲得していく時期です。この時期の信頼を獲得するには、母親との絆（きずな）の形成が重要です。新生児は本能的に持っている母親への愛着行動により、母親は自然に子どもをかわいいと思い、お世話をしてお互いの絆を深めていきます。

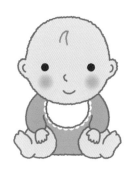

幼児期（生後1年から小学校入学前まで）

●身体的発達

　乳児期と比べると速度は落ちますが、身体的成長と発達をし続けています。運動機能では、安定して姿勢を保持することや、歩行、階段昇降、スキップなど年齢に応じた運動ができるようになります。手先の器用さも年齢が上がるごとに発達し、簡単な絵が描けるようになります。

●知的発達

　2歳ごろまでには他の子どものまねをし始めます。2歳ごろからは言葉の発達もあって、物の特徴を認識してそれを言葉にできるようになります。自己中心的な思考や記憶ができるようになります。

●精神社会的発達

　人間関係は親との関係が中心ですが、3歳ごろからは子どもどうしの関係が始まり、その中で精神社会的な発達をしていきます。

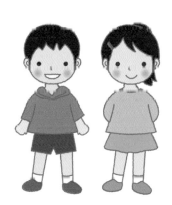

児童期（小学生時期）

●身体的発達

　児童期前半は、身長・体重ともに緩やかに伸びて成長・発達しますが、児童期後半は第二次性徴と重なって、急速に伸びることが多いです。運動機能もさらに発達して複雑な動きが可能となり、瞬発力、持久力も備わってきます。

●知的発達

　目の前に具体的なものがあれば、そのことについて論理的な思考・説明ができるようになります。例えば、ポケモンの特徴や強さ、攻撃方法など情報をつなげて熱心に説明するような様子を思い浮かべるとわかりやすいと思います。11歳ごろからは抽象的な思考ができるようになり、記憶力、コミュニケーション能力も高まります。

●精神社会的発達

　家庭での親との関係性から、学校での友人や教師との関係性に移行し、社会的適応力を高めていきます。

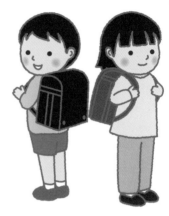

青年期前期（中学生時期）

●身体的発達

　思春期と呼ばれる時期です。身長・体重の発達は児童期に続いて見られます。特徴的なのが第二次性徴と呼ばれる生殖器官の成長・発達です。性ホルモンの分泌量が急激に増加し、男子は声変わりがあるほか、ひげ、恥毛が生えて男性らしい体つきになります。女子は月経が始まるほか、乳房が発達し、恥毛が生えて女性らしい体つきになります。

●知的発達

　知的発達はほぼ完成し、論理的・抽象的な思考が可能になります。それに伴い、自分の内面に向けて深く考えるようになります。孤独や罪悪感、劣等感、優越感などが複雑に絡み合い、感情面のコントロールが難しくもなるため、喜怒哀楽が激しく見られます。

●精神社会的発達

　友人関係や異性関係が大切になってくる時期であり、自分の将来についても少しずつ考え始めます。

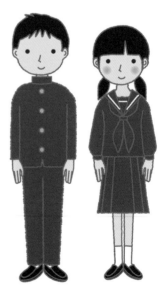

青年期後期（高校生、大学生、20歳代前半期）

● **身体的発達**

　子どもから大人へと移行する時期です。第二次性徴はやや落ち着きますが、身体の発達はピークを迎え、身長は人生で最も高く、体重・胸囲も健康的に増加することで男らしい・女らしい体つきになります。

● **精神社会的発達**

　高校、専修学校、大学などで学校生活を過ごしたあと、職業を選択して社会生活へと入っていく時期です。自分は何者であるか、自分は将来どうしたいのかを悩み、葛藤する時期でもあります。

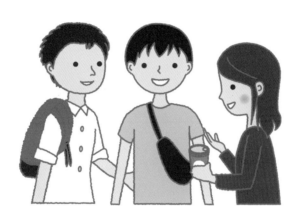

壮年期（20歳代後半～40歳代前半）

● **身体的発達**

　身体的には安定または衰退に向かい始める時期です。身体機能（呼吸・循環など）や神経・運動機能は徐々に低下しますが、予備力があるので維持しているように見えます。

● **精神社会的発達**

　成人として精神的に安定し、熱心に仕事や子育てをする時期です。仕事においてよい仲間を、また結婚して人生のパートナーを得ていきます。

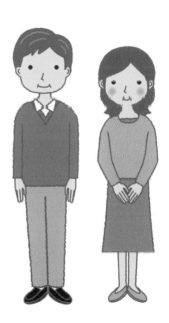

中年期（40歳代後半～60歳代前半）

● 身体的発達

　身体的には衰退が見られ始め、外見上でも白髪や皮膚の弾性低下、シワ、シミ、中年体型が見られます。心臓血管系では弾性力の低下、カルシウムやコレステロールの沈着などにより心拍出量・心拍数が減退します。視覚・聴覚機能の低下も見られます。

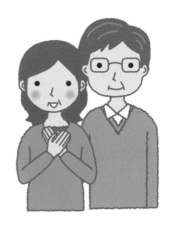

● 精神社会的発達

　人格が安定・円熟し、責任のある仕事や子育て、親の介護など社会的な役割が最も大きい時期です。若さと老いなどの対立による精神的変化が生じ、自分なりにふさわしい形で解決することが課題となります。

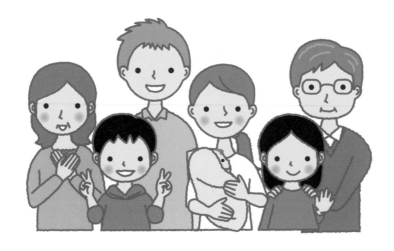

老年期（60歳代後半以降）

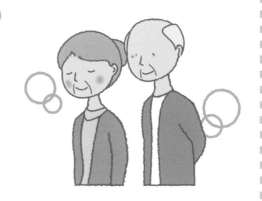

●身体的発達

　加齢によりすべての身体的機能が低下に向かう時期です。中年期に続いてさらに毛髪の減少、白髪、皮膚のシワ、シミ、たるみが増加します。脊柱の萎縮、筋肉の減弱により前かがみ姿勢、膝の屈曲が見られます。身長・体重の減少、視力や聴力の低下が顕著になります。

●精神社会的発達

　一般的によく見られる性格の変化としては、角が取れて穏やかになる（円熟化）、短気だった人がますます怒りっぽくなる・頑固になる（先鋭化）、それまでの性格と逆の傾向になる（反転）、などがあります。

　社会的には定年退職を迎え、仕事や子育てを達成した充実感を得る一方で、役割を喪失したとも感じます。健康障害を持つ場合には、より死が身近に感じられ、死への恐怖や人生を振り返ることで虚無感を抱きます。加齢と共に多くの喪失を経験する時期であり、喪失を受け入れ前向きに自分らしく生きることが高齢者の課題です。

▼脳・心・身体の発達

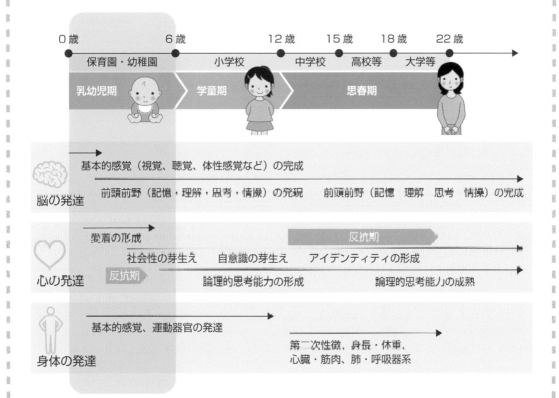

出典：出典：日本アイ・ビー・エム健康保険組合（家庭のストレス・マネジメント）
https://www.ibmjapankenpo.jp/i-support/stress/k02/k02_1_1.html

家族ってなに？

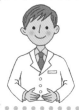

「家族とは何ですか？」と聞かれたら、あなたならどう答えますか？　私たちにとって家族は最初に出会う社会であり、私たちはその中で様々な社会のルールや生活習慣を学びます。本節では、家族について看護の視点で考えていきましょう。

家族の定義

家族とは、1983（昭和58）年の「国民生活白書」では「婚姻と血縁を基礎とし、夫婦を中心に、その近親者らと共に営まれる生活共同体」と定義されています。このままだとわかりにくいので言い換えると、家族とは、夫婦・親子のような血のつながりがあり、日常生活を一緒に営んでいる人たちのことです。

しかし、近年は社会の多様化や複雑化に伴い、事実婚の家族や再婚者どうしの家族など、必ずしも婚姻や血縁を前提としない家族も増えてきています。その人が「家族である」と了解している人々を家族ととらえていくことが必要です。

家族が病気になったら

看護の対象は、第一に健康問題を持つ個人ですが、その個人の身近にいる家族もまた健康問題から影響を受けます。家族の一員の健康問題に対して、他の家族は様々な感情を抱いたり、通院や入院によって健康問題を持つ家族が果たせなくなった役割を誰かが分担する必要が生じたりします。

看護師は健康問題を持つ個人だけに注目するのではなく、その背後にいる家族全体にも何らかの変化が生じており、家族はその変化に対応しようと様々な行動をとっていること、健康問題を持つ人も家族から影響を受けていることを認識しておく必要があります。

家族の生活に目を向けること

看護は、看護を必要とする個人・家族、そして集団や地域を対象として、人々の健康の保持・増進、疾病の予防、健康の回復、苦痛の緩和などを目指して支援する役割を持っています。

近年、治療の場はこれまでのような病院から施設や在宅へと拡大しています。何らかの障害や症状を持ち、介護が必要な状態で在宅に戻る人、病院で行っていた医療処置を在宅でも継続しなければならない状態で退院する人も増えています。そのため、看護の役割を果たすためには、患者を支える家族の生活にも目を向けることが大切です。

家族が現状をどうとらえているのか、予後や経過についてどう考えているか、治療法や療養の仕方はどうしていくのか、についても家族の体験を理解していくことが必要です。また、家族が直面している状況を共感的に理解して、健康問題によって衝撃を受けている家族の気持ちを安定させるように話を聴いたり、ねぎらいの言葉をかけたりしましょう。

家族の価値観を大切に

社会情勢の変化は、家族形態を多様化させただけではなく、人々の価値観にも様々な変化をもたらしています。女性の社会進出の拡大、それに伴う晩婚化や少子化といった変化によって、家族機能に関する考え方にも変化が生じています。昔は、「男は仕事、女は家庭」という伝統的な性別役割観が存在しました。

しかし、いまでは多くの女性が職業を持っていることや核家族化・少子化が進んできたことによって、子育てあるいは健康問題を持つ家族へのケアは女性だけの役割ではなく、夫婦や家族全体で支えていくものだという価値観に変化してきています。ただし、家族はそれぞれ多様な価値観を持っているので、対象者の家族に合わせた柔軟な対応が必要です。

▼家族の価値観

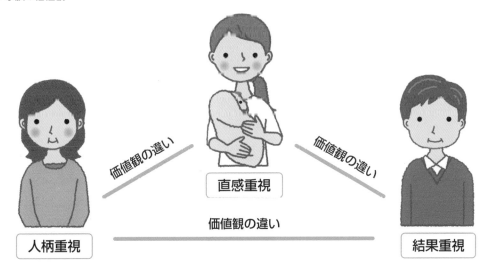

価値観の違い

直感重視

価値観の違い

価値観の違い

人柄重視

結果重視

病院・施設における看護

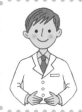

何となく入院を予測していたとしても、受診していざ入院となると、患者とその家族は、今後の病状や治療への不安、仕事やこれまでの生活はどうなるのかなど、精神的な動揺が大きくなります。本節では、入院から退院まで患者と家族の思いに寄り添った看護を考えていきましょう。

入院時の看護

予定入院（もともと入院日が決まっている）の場合は、患者も家族も事前にもらった入院案内などを見て、準備を整えてからの入院になるので、精神的にも多少は落ち着いています。

しかし、緊急入院（予期しない事故や体調不良などによる入院）の場合は、突然の出来事で患者も家族も混乱した状態であることが多く、家族の意向が十分に反映されないまま治療や検査が優先されるため、不安はいっそう大きくなります。

入院すると、医師から治療方針の説明を受け、看護師が病棟を案内しながら入院生活上の注意など入院オリエンテーションを行います。患者の同意のもと、治療方針や病院のルールに従って入院生活が始まります。患者にとってなじみのない言葉や専門用語はわからないことも多く、「これはこういう意味です」といった具体的な説明がないので、十分理解しないまま同意をしてしまうことも少なくありません。

看護師は、入院後でも治療方針や検査、処置などについて疑問や不安がないかを改めて確認し、必要に応じて説明をしていくことが大切です。

▼入院オリエンテーション

①主治医、看護師長、受け持ち看護師の紹介
②病棟のタイムスケジュールの説明：起床、消灯、検温、食事、入浴日、シーツ交換など
③病棟内設備案内：病室、トイレ、浴室、洗面所、ナースステーション、食堂など
④ベッドサイド設備案内：ナースコール、床頭台、テレビ、冷蔵庫、冷暖房など
⑤貴重品の保管方法と紛失時責任
⑥本日の検査、処置の説明
⑦（手術目的であれば）手術の説明

入院中の看護

　順調に治療が進めば、徐々に身体は回復していきます。ただ、それに伴い退院に対する不安も生じてきます。最近は、入院期間の短縮化によって多くの患者は退院時であっても回復の途中であり、退院後も継続して治療や療養が必要な場合が多くあります。患者は「自宅に帰っても生活できるのだろうか」「何を食べたらよいか」「体調が悪化したらどうしよう」といった不安や戸惑いを感じることがあります。

　そこで看護師は、入院の早期から患者の退院時の状況を予測して、患者のこれまでの生活や継続する治療などの情報収集を行い、退院後の生活に向けた準備や調整のための、患者と家族への支援が求められています。

退院時の看護

　治療を終えて自宅に戻り、社会復帰していく患者にとって、退院は、手厚い医療が受けられる環境から自立することを意味します。看護師は、個々の患者が今後どのように医療を継続していくことが必要なのか、患者の日常生活の自立度から生活の場においてどのような看護が必要になるのか、患者の生活背景や本人の意向も踏まえて考えていくことが大切です。

　同様に家族に対しても、患者の退院に向けて気がかりなことを理解し、多様な療養の場や利用できるサービスなどの選択肢から、家族が望む退院後の生活を選択できるように支援していくことが大事です。

　スムーズな医療の移行のために、退院前に移行先の診療所の医師や訪問看護ステーションの看護師、介護支援専門員（ケアマネジャー）などと調整し、連携を図ることも看護師の重要な役割です。

▼退院時の看護

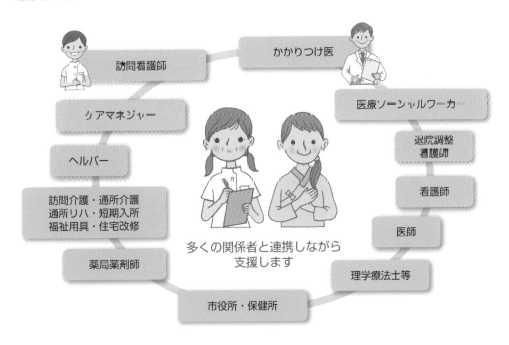

訪問看護師
かかりつけ医
ケアマネジャー
医療ソーシャルワーカー
ヘルパー
退院調整看護師
訪問介護・通所介護
通所リハ・短期入所
福祉用具・住宅改修
看護師
薬局薬剤師
医師
市役所・保健所
理学療法士等

多くの関係者と連携しながら
支援します

エビデンスに基づく看護

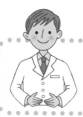

看護は、感覚的にこうすればよいからやるというのではなく、なぜこうするのか？　という根拠が大切です。

メディアの影響

近年は市民の健康意識が高まっています。あなたはテレビや本、インターネットなどで、健康・医療に関する数多くの情報を入手することができます。しかし、必ずしもすべての情報が「正しい」「効果がある」とは言い切れないのも事実です。

例えば、TV番組で紹介された健康法に十分な「エビデンス」がなかったり、「減量できる」「がんに効く」といって売られていた商品に十分な「エビデンス」がなかったり、ということも少なくありません。「エビデンス」を伴わない不確実な情報にもかかわらず、誇大に宣伝されることで消費者である市民が殺到し、混乱することも、近年よくマスコミを騒がせている現象の1つになっています。

誰かに薦められたり、大きく宣伝されたりしているというだけで、健康法や薬や治療法を選ぶのは危険です。その方法が「エビデンス」に裏付けられたものであることを知ったうえで選ぶことの大切さは、それがその人の生命に関わる問題である以上、いくら強調してもしすぎることはありません。健康・医療情報の選択をするときには、インターネットをはじめとした様々な情報源から得られる情報の背後にある「エビデンス」を知り、健康・医療情報の正しさについて判断することが、これからいっそう大切になってきます。

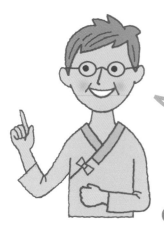

健康法や薬や治療法が「エビデンス」に裏付けられたものであることを知ることが大切なのですね。

患者さん

エビデンスに基づく看護とは

　エビデンス (evidence) とは日本語の「証拠」「根拠」のことです。保健医療の分野では、ある治療法がある病気・怪我・症状に効果があることを科学的に示した成果のことで、**科学的根拠**を意味します。

　よく臨床ではエビデンスに基づく看護を**EBN** (Evidence-based nursing) と呼んだりもします。臨床現場の看護師は、科学的根拠に基づいた看護を提供することを心がけています。

　例えば、38.5℃の発熱で来院し、感冒と診断された2歳男児の母親に、「お風呂には入れても大丈夫でしょうか？」と尋ねられたら、「熱が高いのでやめたほうがいいです」と感覚的に答えるのではなく、感冒による発熱の見られる幼児に入浴をさせるのとさせないのでは、どちらのほうが予後やQOLがよいか、という研究を探してみることが大切です。なんとなくで答えるのではなく、根拠を大事にしましょう。今回の例では、少なくとも入浴が悪いというエビデンスはありません。

　一般的に、エビデンスは研究者の手による研究論文という形にまとめられ、学会が刊行している学術雑誌に投稿されます。投稿された論文を掲載するかどうかを学会が判断し、定期的に出版されるものが学術雑誌です。つまり、エビデンスは学術雑誌にまとめて掲載されていることになります。

　こういった学術雑誌に載っている論文は、その雑誌を購読すると読めます。しかし、雑誌の数は膨大なので、医学中央雑誌 (医中誌Web) などから論文がどこに掲載されているかを検索して、論文を取り寄せましょう。

▼科学的根拠に基づく臨床看護

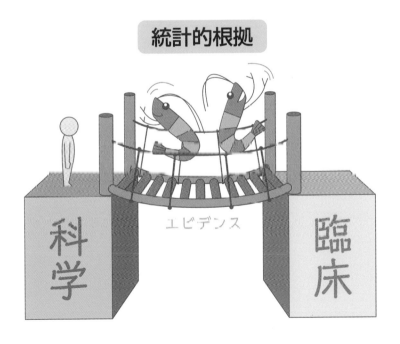

統計的根拠

エビデンス

科学

臨床

MEMO

chapter 3

病期に応じた看護

本章では、健康問題を持つ人の病状と治療の特徴をもとに、
病期に分けて看護を考えていきます。
疾患の種類に関係なく、特定の病期に共通する身体的・精神的・
社会的な状態（健康状態）、その時期の健康状態から生じる特徴的なニーズ、
ニーズを満たすための看護などについて理解していきましょう。

健康期における看護

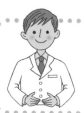

健康期の人は、何の病気の発症もなく、健康的な生活を送っています。日々の運動や食事に気を付けて健康の維持・増進を心がけたり、病気を予防したりする時期です。

健康期ってどんな時期?

健康期は、身体が健康な状態で病気の自覚症状がない時期です。近年は病気を予防することへの関心が高まっており、「未病の段階からの0次予防」ということが意識されてきています。歯科においても、以前は虫歯治療が中心でしたが、現在はメディアでも予防歯科という言葉が多く聞かれるようになりましたよね。病気を発症する前に何らかの対処をしましょう、というのが近年のスタンダードになってきています。未病や0次予防については、48～49ページのコラムでもう少し詳しく説明していますので、ぜひ読んでみてください。

ヘルスプロモーションという考え方

「健康であることは生きる目的ではなく、人々がより質の高い人生を送るための資源です」。これはWHO（世界保健機関）が提唱するヘルスプロモーションの中で強調されていることです。

ヘルスプロモーションとは何かを説明する前に、あなたにちょっと考えてみてほしいことがあります。あなたは毎日の食事や運動、休養がバランスよく適切にとれていると自信を持って言えますか？　実際、自信を持って言える方はかなり少ないと思います。

そこで、看護職をはじめとした専門職から、「こう改善してください」「こうすればもっとよくなります」「頑張って継続しましょう」などと生活習慣の改善を指摘されたとしたら、素直に受け入れて努力できるでしょうか？

筆者なら正直なところ、その場では「はい、わかりました」と言いますが、実際には続けられないと思います。なぜそうなるかというと、一方的に個人の努力に任せられているからです。

では、どうしたら自分の健康をコントロールして改善することが可能になるのか――をプロセスとしてまとめたのが、1986年にカナダのオタワで採択されたWHOの「ヘルスプロモーションに関するオタワ憲章」というものです。その後2005年に改定されましたが、ヘルスプロモーションで大切にされている5つの考え方があります。それは、❶健康的な公共政策づくり、❷健康を支援する環境づくり、❸地域活動の強化、❹個人技術の開発、❺ヘルスサービスの方向転換です。これらについて、事例をもとに考えてみましょう。

ヘルスプロモーションの活用事例

生活習慣の改善が必要な49歳男性会社員（A
さん）について考えてみましょう。

▼Aさんの身長・体重と検査データ

身体的特徴	採血データ
Aさん：49歳男性 身長：172cm 体重：81kg BMI：27.3 腹囲：94.1cm 血圧：132/85mmHg 体脂肪率：32.2% 喫煙歴：20歳から現在まで1日10本	空腹時血糖：102mg/dL HbA1c：5.5% 総コレステロール：240mg/dL HDL：60mg/dL LDL：140mg/dL 中性脂肪：175mg/dL

次ページの図は、ヘルスプロモーション活動の
概念を図で表したものです。

図の中で1人の人が大きなボールを押していま
す。このボールは健康というボールで、この人は
真の自由と幸福を目指して坂道のボールを押して
います。

この人をAさんとします。Aさんが少しでも楽
にボールを押し上げるためには、2つの要素が関
係します。1つ目はAさん自身の筋力や体力（個
人のパワー）です。看護師から健康になるための
知識や技術について指導を受けることで、Aさん
がライフスタイルを改善するための能力（個人の
パワー）を高めることになります。

2つ目は坂道の勾配です。Aさんにいくらパ
ワーがあっても、勾配が急だと実践できず効果が
出ません。例えば、Aさんが「生活習慣を改善し
よう！」という気持ちになっても、会社の近くに
健康に気を遣った飲食店がなかったり、労働環境
が厳しく残業が続いたりしていれば、勾配は急と
いえます。逆に、外食店のメニューにカロリーや
塩分の表示があって参考にできたり、仕事を切り
上げやすい雰囲気の職場であれば、勾配は緩やか
になります。妻や家族の協力も勾配を緩やかにす
る要因の1つです。

ヘルスプロモーションでは、個人のパワーを高
めると共に、坂道の勾配を緩やかにすること、つ
まり**健康的な環境づくり**が重要視されています。
看護師は、対象者の知識・技術の習得を助けると
共に、健康を阻害する環境にまで目を向けて、よ
りよい環境づくりのためにはどうしたらよいかを
一緒に考えていくことが大切です。

▼健康生活の習慣づくりと環境づくり（ヘルスプロモーション活動の概念図）

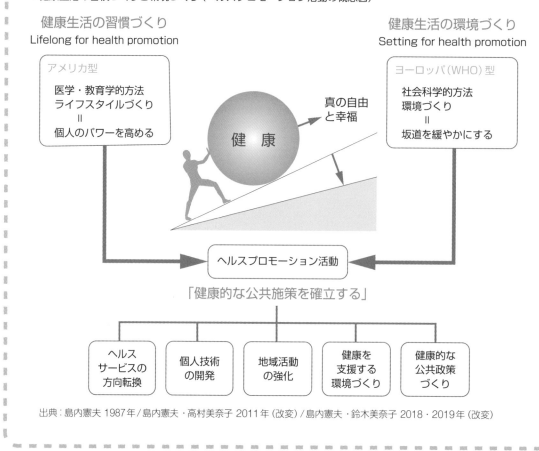

出典：島内憲夫 1987年／島内憲夫・高村美奈子 2011年（改変）／島内憲夫・鈴木美奈子 2018・2019年（改変）

未病ってなに？

　未病というのは、そのまま読むと「いまだ病気にあらず」となりますが、まったく病気がないということではなく、発病には至らないものの軽い症状がある状態を指します。自覚症状はないけれど検査で異常が見られる西洋医学的未病と、自覚症状はあるけれど検査では異常がない東洋医学的未病に分けられます。つまり、未病という言葉に込められているのは、軽いうちに身体の異常を見つけて病気を予防しましょうということです。

　最近では外来や健康診断で様々な検査ができるようになり、自覚症状が特にないにもかかわらず検査値の異常を指摘されることがよくあります。

　生活の質（QOL）は侵されていないけれど、検査値に異常がある未病の場合、その時点で病気を発症させないための治療をしていく「治未病」（ちみびょう）の考え方が、今後、より重要になってきます。高脂血症、糖尿病、高血圧なども「未病」の１つと考えることができますよ。

column

0次予防ってなに？
（ゼロ）

病気を防ぐための「**0次予防**」という言葉をご存じでしょうか。病気の予防には、一般に一次予防から三次予防まであります。

一次予防：病気の発生原因に対策を施し、病気になるのを予防すること。例えば、食事や運動などに気を配り、健康的な生活習慣を身に付ける、生活習慣病予防教室に通う、などがこれに当たります。

二次予防：病気を早期に発見して治療や対応をすることで、悪化を防ぐこと。健康診断や人間ドックによる早期発見、早期治療、栄養士による栄養指導、歯科衛生士による口腔ケア指導などがこれに当たります。

三次予防：病気になったあと、リハビリテーションを行って機能回復を図り、社会復帰を促進したり、病気の再発を防止したりすることを指しています。

0次予防とは、一次予防のさらに前段階での予防のこと。つまり、「病気の発生原因」への対策ではなく、「病気の発生原因の原因」に対策を打っていくことです。

例えば、肺がんの原因の1つとなるたばこについて考えてみます。たばこに含まれるニコチンやタールなどは肺がんの発生原因となります。一次予防として禁煙を促したとしても、近所にたばこの自動販売機やコンビニがあったら、つい誘惑に負けてしまいそうですよね。しかし、簡単にはたばこを買えない環境で暮らしていたら、誘惑が少なく、小さい努力で禁煙を実現できそうです。

本人の努力や意志の強さなどに影響を受けがちな「一次予防」に対し、「0次予防」は、努力や意志に関係なく実行できる環境を整えることを指しています。

運動をしたいと思ったとき、すぐにできる公園や運動設備の整備。塩分を控えてもおいしく感じられる外食メニューや加工食品の開発。こうしたものを進めていくことで、病気の「原因の原因」を取り除いていこうというのが0次予防の考え方です。

急性期における看護

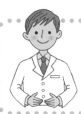

急性期とは、疾病を発症したり外傷を受けたりした直後の時期であり、生命が脅かされているような状態から、治療によりある程度安定した状態に至るまでを指します。

✚ 急性期ってどんな時期?

　急性期とは「患者の病態が不安定な状態から、治療によりある程度安定した状態に至るまで」と定義されています (厚生労働省：急性期医療に関する作業グループ、2007年)。

　急性期をもう少し細かく分けて、超急性期 (高度急性期)、一般急性期、亜急性期の3つの時期とすることもあります。ただし、発症 (受傷) から何時間以内は超急性期などという明確な基準はありません。

　急性期の特徴としては、その名称のとおり急激な身体状態の変化を起こす時期です。心筋梗塞や脳梗塞のように生命を脅かす重篤なものから、風邪をこじらせるといった軽症のもの、腎不全や呼吸不全のように慢性的な疾患が急激に悪化 (急性増悪) して急性期に移行するもの……など様々です。

▼発症からの経過時期

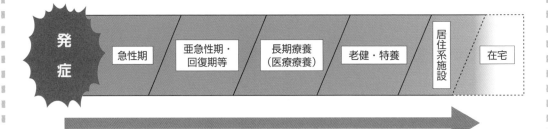

急性期の患者の特徴

● 身体面の特徴

　急な病気や怪我、手術などの刺激は生体にとっては侵襲となり、生体は特有の反応を示します。これを**侵襲に対する生体反応**といいます。人間の身体は常に安定な状態を保とうとする性質（恒常性、ホメオスタシス）があります。侵襲が大きいほど、生体反応も大きくなり、身体に顕著な変化が見られます。

　例えば、発熱や疼痛、嘔気・嘔吐、下痢、尿量の減少などがあり、看護をするときには侵襲に対する生体反応を理解しておくと、患者の身体の内部で起こっている変化を推測しやすくなります。

● 心理面の特徴

　急な病気や事故は、それまで普通の日常生活を送ってきた人に予期せず降りかかった出来事であり、不安、混乱、抑うつなどの精神症状が見られます。ときには周囲の状況、特に家族の不安や焦燥感が患者の心理的ストレスを増大させることもあります。学業や仕事ができなくなったことで、家計に影響があったり、家族の役割が変化したり、社会的立場や役割も変わったりする可能性があります。

　起こった事態に対してどのように考え、どう感じているかは人によって異なるため、これまでの生活背景を踏まえて積極的に話を聴くことが必要です。

● 社会面の特徴

　症状や程度は様々ですが、たとえ軽傷であっても、患者や周囲の人々には大きな影響を及ぼします。患者は学業や仕事などの社会活動を中断せざるを得ない状況になり、突然、学生や社会人としてのこれまでの社会的な役割が果たせなくなります。また、病院という新しい環境だけではなく、病人であるという新しい役割への適応に困難が生じることもあります。

急性期にある患者への看護の特徴

　急性期の看護では、患者の生命の安全を守る処置が最優先です。容態の変化を見逃さないよう、観察には細心の注意が必要です。

　さらに心理面では、看護師は患者のそばにいて、患者が危機モデルのどの段階にあるかを見極め、適切な援助を実施することで、患者の回復や適応を促進させることが大切です。

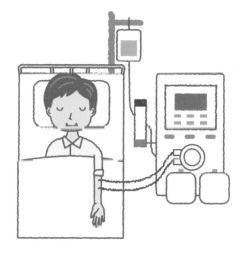

●生命の維持

すぐに救命が必要な緊急性の高い状態は、心停止、呼吸停止、気道閉塞、心室細動などで、救命処置は1分1秒を争います。緊急時は以下のアセスメントと救命救急処置を行います。

ABC観察：A（Air Way：気道）、B（Breathing：呼吸）、C（Circulation：循環）の状態を観察します。意識のない患者を発見したら、大声で助けを求め、気道を確保し、正常な呼吸と脈の有無を確認します。呼吸がほとんどない状態や脈が触れない状態であれば、ただちに胸骨圧迫を行うと共に救急車を呼び、AEDの要請も同時に行います。

意識レベルの観察：呼びかけて痛みを加え、反応を見ると共に、瞳孔の形や大きさ、対光反射の有無、左右差を確認します。

全身状態の観察：外傷の有無、麻痺や反射、皮膚の色などを見ます。

検査データ：動脈血ガス分析、血液検査（血算・生化学・血糖など）を見ます。

主観的データ：患者・家族からの主観的・客観的データ（発症時の状況、既往、現病歴など）を見ます。

●セルフケアの援助

生命の危機を脱したら、患者のセルフケアレベルに応じて、本来持つ自然治癒力や闘病意欲を引き出せるよう、優先度を考慮しながら援助を行っていきます。また、状態が落ち着いていれば、廃用症候群（過度の安静などによる筋力低下や体力低下、循環状態の悪化など）を防ぐために離床を促します。

●危機モデルってなに？

急な病気や事故などを「危機」とし、危機が生じた場面から様々な心理的変化があり、その状態を心理的に受け入れられるようになるまでの過程を模式的に表現したものです。危機の構造を明らかにすることで、援助者が何をすべきかの示唆を得られます。

危機モデルとしては、多くの看護理論家がそれぞれ独自の理論を展開していますが、最も有名な理論家の1人にフィンクという人がいます。ここでは危機モデルの一例として、フィンクの危機モデルを紹介します。

●フィンクの危機モデル

フィンクは脊髄損傷患者を対象とした研究で、衝撃➡防衛的退行➡承認➡適応という障害受容のプロセスモデルを構築しました。

▼フィンクの危機モデルと段階に応じた援助

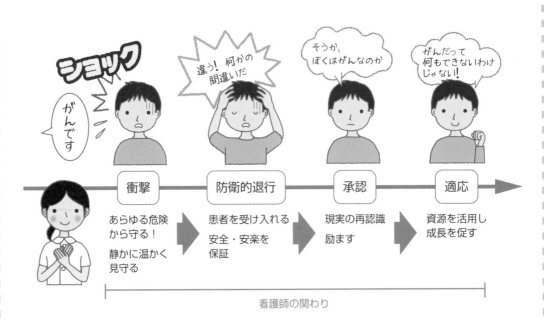

回復期における看護

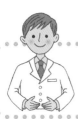

回復期は、急性期に比べ疾病や怪我の状態が落ち着き、次第に健康を取り戻しながら安定に向かっている時期のことをいいます。

回復期ってどんな時期?

回復期とは、患者の容態が危機状態（急性期）から脱し、身体機能の回復を図る時期のことです。身体の機能の回復を図る時期であり、危機を脱したとはいえ合併症のリスクはまだ残っています。そのため、しっかりと患者ケアをしなければなりません。そして、回復期を乗り越え、病気や怪我をする前の生活により早く安心して戻ることができるように対応する必要があります。

特に、怪我や突然の発病など、患者が社会生活への復帰に不安を感じている場合もあります。現在の疾病・障害の状態や今後の経過について、患者の立場になって説明をすることが大切です。また、退院後の生活をスムーズに行えるよう、早期から社会復帰への情報提供や関連部門との調整をしていきます。

回復期の患者の特徴

●身体面の特徴

生命の危機状態から脱し、症状や障害の悪化が回避されて、様々な刺激や運動に耐えられるような状態になっています。しかし、常に合併症や二次障害のリスクがあるため、過度な刺激や無理な運動は控えなければいけません。急性期に安静を強いられていたことが多く、筋力低下や体力の低下、褥瘡の発生、便秘、認知・判断能力の低下など廃用症候群のリスクもあります。

●心理面の特徴

回復期の患者は、急性期における生命の危機から生じた死への恐怖や絶望が和らぎ、疾病や障害を受容しようとする心理状態にあります。身体的には回復の傾向にあるものの、疾病や障害から完全

に解放されているわけではないので、予後について不安を感じます。疾病や障害によって生じたボディイメージの変化は患者の自己概念に影響を及ぼし、いままで大切にしていた信念や価値観を変えざるを得ない状況になっていることもあります。

●社会面の特徴

療養やリハビリテーションによって、入院前の生活に戻ることを目指していますが、疾病や障害と共にありながら社会生活を営むことになるので、これまでの職場での地位や立場を保ち、家庭での役割、地域コミュニティへの参加などもまったく同じようにできるとは限りません。状況に応じて、それぞれの場での在り方を変更することを余儀なくされる場合もあります。

回復期にある患者への看護の特徴

　回復期の看護では、患者の持てる力を最大限に引き出し、可能な限り自立した生活ができるように援助を行っていきます。看護師だけではなく、理学療法士や作業療法士などと協力しながらリハビリテーションを行ったり、薬剤師と連携して薬剤の調整を行ったり、医療ソーシャルワーカーと退院後の生活について利用できるサービスを考えたり……など様々な専門職の知識や技術を駆使して総合的にサポートしていきます。

　患者がこれまでの疾病の経過をどのように整理し、どのように疾病の意味付けをしているのかを把握することも大切です。同時に、患者の予後に対する認識について確認する機会を設けることも有効です。

●セルフケア能力を高める

　患者ができることは、たとえ時間がかかったとしても手助けをしないで見守り、患者自身の力で実施できるように、患者の自信や意欲が高まる関わり方を心がけることが大切です。リハビリテーションはリハビリ室だけで行うものではありません。病棟内でもできるだけ介助なしでトイレまで歩いていく、洗面所に行って自分で顔を洗ったり歯を磨いたりするなど、日常生活の中で患者の活動範囲を広げることも十分にリハビリテーションになります。急性期の治療を受けている間に低下した機能や身体障害は回復するまでに時間を要し、元に戻らないこともあります。患者はそうした自分に対して悲嘆したり、絶望を感じたりする場合もあります。看護師が患者の思いを傾聴し、そばにいて支える姿勢を示すことも重要です。

●家族に対するケア

　家族にも患者の自立を助けるような援助をしてもらうことが有効です。患者がつらそうにしていたらすぐに助けてしまいたくなる気持ちもわかりますが、患者に「自分でやりたい」「少しでも機能を回復したい」という気持ちがあるならば、その気持ちを尊重し、できるだけ手を出さずにそばで見守り応援することも大切なケアになります。退院後、患者の能力や適性に応じて自立した日常生活や社会生活を営むために、どのような社会資源が活用できるのか、患者や家族に適切な情報を提供することも看護師の役割になります。

▼健康レベルでとらえる疾病の経過

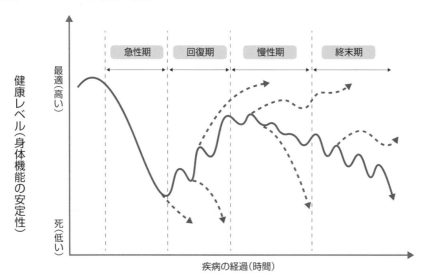

医学的診断がついていなくても、身体機能の変化に焦点を当てて看護の方向性を考えるときに活用できる

出典：安酸史子・鈴木純恵・吉田澄恵、成人看護学概論（ナーシング・グラフィカ成人看護学①）、メディカ出版、2013年

慢性期における看護

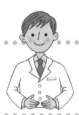

慢性期は、症状や障害が固定化し、大きな改善や悪化がなく安定した状態が続く時期のことをいいます。

慢性期ってどんな時期?

慢性期とは、症状や障害があっても著しく改善したり悪化したりすることがなく、ある意味で安定した時期です。激しい症状はありませんが、治癒が困難な状態が長期間継続します。慢性期は日常生活にはあまり支障のない時期から急性期の間際まで、幅広い期間を指します。

慢性期の患者の特徴

●身体面の特徴

慢性疾患には大きく分けると生活習慣病と難病があります。**生活習慣病**は、これまでの生活習慣の積み重ねが原因となって発症する疾患です。発症後も食事療法や運動療法など生活習慣の改善が疾患の進行に影響します。

難病は原因が解明されておらず、治療法が確定していない疾患です。長期にわたって経済的にも精神的にも介護の負担が大きくなります。

慢性疾患は治癒を目指すよりも、病気の進行を予防し、苦痛の緩和や症状のコントロールをしながら日々の生活を援助することが大切です。

●心理面の特徴

病気を持つ人と健康な人との境界が曖昧になることがしばしばあります。疾患の進行を防ぐためには、自ら生活習慣を改善したり療養環境を整えたりすることが必要ですが、症状が軽いうちは実感が湧かないことも多くあります。

長期化する療養生活においては、様々な欲求と制限の間で葛藤を覚えることも多いです。病気と共に生きることを受け入れるという課題があります。

●社会面の特徴

症状が悪化するに従って、仕事や趣味などの社会活動が減ることにより、疎外感や孤独感を体験する患者もいます。また、長期にわたる療養生活では、外来受診にかかる交通費、治療費、リハビリテーションの費用など経済的負担はかなり大きいものとなり、悩みの種です。

慢性期にある患者への看護の特徴

慢性期での患者の治療は、病気の原因が解明されていて、治療によって医学的に良好な状態を目指す場合と、原因が解明されていないため、全身状態をできる限り悪化しないよう維持することを目指す場合があります。

疾病や障害がありながらもそれらと折り合いをつけて自分らしく、よりよく生きるという考え方を患者や家族が見いだせるよう、多職種で継続的に援助することが大切です。

●セルフケアの援助

患者にとって、病状や生活を自分でコントロールし、継続することは容易ではありません。まずは患者が自らの病気を受け入れているかどうかアセスメントし、療養につながるセルフケア行動ができるよう支援します。

看護師は、患者がどのようなセルフケア行動をしているのか、それが適切なのか、また不足していることはないかなど、患者がどうしたら継続できるのかを一緒に考えます。

●自己管理のプロセス

慢性期では、状態の維持・改善のために、疾患や症状に応じた自己管理を上手に行うことが求められます。**自己管理**とは、疾患や病状に応じた治療管理や生活管理を自分で行うことです。例えば、糖尿病患者では、血糖コントロールのために、日常生活の中で食事療法・運動療法・薬物療法などの治療管理を自分で行えるようになることが大きな課題です。

疾患や病状を自己管理できるようになるまでには下図のようなプロセスがあります。このような自己管理のプロセスを理解していると、患者がいまどのあたりでうまくいっていないかをとらえることができ、支援につなげやすくなります。

▼自己管理プロセス

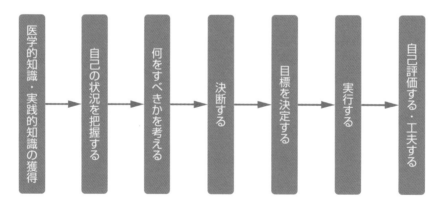

医学的知識・実践的知識の獲得 → 自己の状況を把握する → 何をすべきかを考える → 決断する → 目標を決定する → 実行する → 自己評価する・工夫する

出典：正木治恵：慢性疾患患者のセルフケア確立に向けてのアセスメントと看護上の問題点. 臨床看護20(4)：509, 1994より

●患者どうしの支え合い

患者どうしの支え合いを**ピアサポート**といいます。慢性期では、患者は様々な生活を送る中で様々な問題に直面し、解決しがたい悩みや困難を抱えていることがあります。健康な人に話してもわからないだろうといった内容でも、同じ状況にある他者と交流をすることで力付けられ、療養のコツを得られることもあります。患者会の紹介をすることも、慢性疾患を抱える患者に看護師ができる援助の1つです。

終末期における看護

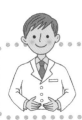

終末期は、治療の効果が期待できず、予測される死への対応が必要となった時期のことをいいます。

終末期ってどんな時期?

終末期はターミナル期とも呼ばれます。治癒を望めない段階であり、人生の終着点である死までの生きる時間を意味します。終末期の医療においては、患者と家族のQOLの維持や向上のため、主に❶家族と患者の苦痛を最大限に緩和すること、❷療養生活の質を高めること、❸医療チームが協働・連携することが重視されます。医療者にとっては、患者の人生最後の貴重な時間を共有し、その患者が自分らしく生き抜くことを支援する機会になります。

また、終末期の患者は身体的苦痛だけでなく、精神的苦痛や社会的苦痛、スピリチュアルペインを抱えており、それらが互いに影響し合うために全人的な苦痛を感じていることを理解しましょう。

▼全人的苦痛(トータルペイン)

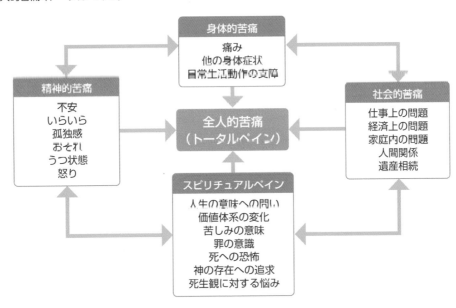

終末期の患者の特徴

●身体面の特徴

　終末期では全身の臓器機能が衰えていくことで、特徴的な身体の変化が見られます。例えば、努力呼吸や下顎呼吸といった呼吸パターン、尿・便失禁、意識障害などの症状が見られることが多いです。患者はこれらの身体的症状による苦痛を、自分らしさや生きる意欲を奪われるようなつらさとして体験します。身体的、精神的、社会的およびスピリチュアルな苦痛はそれぞれ影響し合い、全人的苦痛（トータルペイン）として経験されます。

●心理面の特徴

　死にゆく過程の中で、多くの患者は不安や恐怖、抑うつ、怒り、絶望など様々なつらさを体験します。弱っていく自身を自覚し、他者に依存しなければならないことが増えるのを苦痛に感じていきます。しかし、多くの患者は最期の瞬間まで何らかの希望を持って人生を全うするものです。

●社会面の特徴

　終末期では、患者は社会的活動からの引退を余儀なくされます。そして、やり残している仕事や経済面の心配、残していく家族などについて問題を抱え、安心して最期の時間を過ごすことができない場合があります。家族や友人など周囲からの援助があるかどうかによって、これらの問題が心理面に及ぼす影響の大きさが変わってきます。

終末期にある患者への看護の特徴

　終末期では何よりもまず身体的苦痛を緩和することが重要です。死にゆく患者の苦悩を理解し、ケアすることは簡単なことではありません。しかし、看護師は患者のそばに寄り添い、患者の話すことに耳を傾け、真摯な姿勢で対応することで、患者が最期の瞬間まで希望を失わず、精一杯生きることの支援ができると考えます。

●セルフケアの援助

　患者が自身でどんなことができるのかアセスメントし、自分でできることは最期まで可能な限り自分でしていただくことが、患者の自尊心を尊重しつつ、ニーズを満たすことにつながります。そのためには、患者やその家族と一緒に相談して無理のない計画を考えていくこと、医師やリハビリなどとチームでケアプランを考えていくことも大切です。

●家族へのケア

　終末期の患者をサポートする家族も、患者本人と共に1つのケアの単位として考えるべきです。家族が抱えている不安や恐怖、つらさや悲しみといった感情をうまく表出してもらえるように関わることが大切です。病状が進行し、患者の死が意識されるようになると、死が現実になる前から家族の悲嘆の気持ちが強くなってきます。それを**予期悲嘆**といいます。悲嘆は誰もが経験する正常な反応ですが、家族に重い精神症状や社会機能に支障をきたす症状が見られる場合は、専門家へのコンサルテーションが必要となることもあります。

死の受容過程ってどんなもの?

　人間が死を受け入れるまでにどのような気持ちの変化があるのか、エリザベス・キューブラー＝ロスが著書『死ぬ瞬間』の中で唱えたモデルがあります。それは、死にゆく人の気持ちは一般的に否認、怒り、取引、抑うつ、受容という大きく分けて5つの段階で変化していく、というものです。ただし、順番は入れ替わることもあります。

　死を覚悟するのはつらいことであり、頻繁な感情の浮き沈みを伴うこともあります。しかし、たいていの人にとって、死を覚悟することは、新たな理解に達し、成長することでもあります。

　過去の痛みを忘れ、関係を修復することにより、死にゆく人と家族が心の平安を得られるようになります。

▼キューブラー＝ロスによる、死を迎える患者の心理

第1段階	否認	「何かの間違いだ」「信じられない」といった反応を示し、生命の危機を現実のものと受け止めることができない段階	
第2段階	怒り	「自分だけがこんな目に遭うなんて」といった怒りが込み上げてくる段階	
第3段階	取引	「病気を直してくれたら、二度と悪いことはしない」など、神や人と何らかの取引をしようとする段階	
第4段階	抑うつ	「もうだめだ」「あがいても仕方ない」と抑うつ状態になる段階	
第5段階	受容	自らの置かれた状況を理解し、それを受け入れることができる段階	

出典：大西和子・岡部聰子編集、成人看護学概論 第2版、ヌーヴェルヒロカワ、2009年

MEMO

chapter 4

症状に応じた看護

本章では、患者が持つ様々な機能障害とそこから生じる症状によって、

どのような欲求が満たされなくなるのか、ということに焦点を当てます。

特に、人が生きていくうえで必要な、呼吸する、動く、休息する、

眠る、食べる、排泄する、といった基本的欲求が満たされなくなると

どうなるのか、一緒に考えていきましょう。

呼吸機能の障害

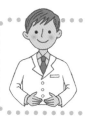

呼吸とは、栄養の代謝に必要な酸素を外から取り入れ、代謝によって生じた余分な二酸化炭素を排出する活動のことで、生命の維持に欠かせない活動の1つです。

✚ 呼吸機能の障害ってどんなもの？

呼吸は人が生きていくうえで必要不可欠な生命活動です。呼吸とは、酸素を体内に取り入れ、二酸化炭素を体内から排出することです。つまり、呼吸機能が障害されると**体内の酸素が足りなくなり、二酸化炭素は体内からうまく排出されずに貯まってしまう**ということが起こります。

● 酸素が足りなくなるとどうなる？

酸素は、生物が生きて活動するために必要なエネルギー（ATP：アデノシン3リン酸）を細胞内のミトコンドリアで作り出すいわば燃料です。そのために酸素は生命にとって不可欠なのです。

肺から吸い込んだ酸素は、ヘモグロビンの鉄分と結び付き、血液によって全身の細胞にくまなく運搬されます。そして細胞内のミトコンドリアで体内に摂取された糖や脂肪、タンパク質などの栄養素が燃焼（代謝）され、ATPを生成し、その過程でできた二酸化炭素が排出されます。そのため、酸素がなければATPが生み出されず、エネルギー切れとなり、人は生きることができなくなります。

● 二酸化炭素が貯まるとどうなる？

体内の二酸化炭素はその濃度によって、呼吸をするかどうか脳に働きかける指標になっています。もう少し詳しく説明すると、二酸化炭素が体内に貯まると、血液が酸性に傾いて身体の中でセンサーが働き、呼吸中枢に対して、「呼吸をしてほしい！」という信号が送られます。そして、呼吸

により二酸化炭素が排出されて酸素が取り込まれると、血液中の二酸化炭素濃度が低下します。

呼吸により取り込まれた酸素は再びエネルギーに変換され、変換の過程でできた二酸化炭素が貯まると、再び呼吸をして排出するということを繰り返しています。こうして、酸素と二酸化炭素のバランスは保たれていますが、呼吸機能の障害によりこのバランスが崩れ、二酸化炭素が貯まりすぎると、「息が苦しい」「つらい」「息が吸えない」といった症状が出てきます。

▼呼吸機能の障害に関連する主な疾患・症状

疾患：肺炎、間質性肺炎、肺結核症、気管支喘息、慢性閉塞性肺疾患、気胸など
症状・兆候：胸痛、咳嗽、喀痰、結核、呼吸困難、喘鳴、チアノーゼなど

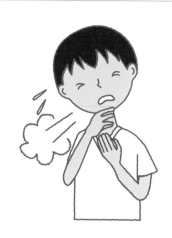

呼吸機能の障害に関連した患者のニーズ

呼吸機能に障害がある患者にはどのようなニーズがあるのか、考えていきましょう。

●生命維持の危機

呼吸機能が障害され、換気やガス交換がうまくできなくなると、低酸素血症や高炭酸ガス血症が起きて全身の機能不全につながります。

●苦痛

呼吸困難感や咳、胸の痛みなど、苦痛を伴う症状が見られます。

●日常生活動作の制限

労作時に呼吸困難が出現し、活動量が制限されたり、入浴や移動などの日常生活動作が自分1人でできなくなったりすることもあります。

●死への恐怖

呼吸困難感が強くなると死への不安や恐怖を感じます。さらに、死への恐怖を感じることがパニックを引き起こし、呼吸困難を助長することにもつながります。

呼吸機能の障害がある患者への看護

呼吸障害を持つ患者への看護では、家族も協力して呼吸障害に対処し、安心して日常生活を送れるようにしていくことが大切です。

●呼吸方法の指導

深呼吸により肺を拡張し、十分に酸素を取り込みます。浅い呼吸では、肺の奥のほう（肺胞）まで十分に空気が入らず、酸素を取り込むことができません。ゆっくりと十分に息を吸って、口をすぼめて吐く（口すぼめ呼吸）ように指導しましょう。口をすぼめることで、口元の空気抵抗が強くなり、気道内圧が高まることで気道の閉塞を防ぎ、肺胞内のガスが十分に排出されるようになります。

●日常生活の工夫

安静や休息と活動のバランスが大切です。食後は消化・吸収にエネルギーが使われるので、エネルギー消費を増やすような筋骨格運動を避け、ゆっくりと休憩をとるように指導しましょう。また、入浴はぬるめのお湯で短時間にしたり、入浴に伴う代謝の亢進を避けるためにシャワーを使ったりすると、呼吸状態の悪化を防ぐことができます。

循環機能の障害

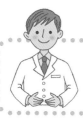

循環器系は、心臓と血管系から構成され、酸素や栄養素を全身に分配し、また、老廃物を肺や腎臓、肝臓などに運搬する役割を果たしています。

✚ 循環機能の障害ってどんなもの？

血液は心臓が収縮することで押し出され、血管を通って全身を巡ります。循環障害とは、心臓もしくは血管に障害が生じて、**全身あるいは局所に必要な血液が十分に供給できなくなった状態のこと**をいいます。

● 心臓の血液が足りなくなるとどうなる？

心臓には冠状に囲むように冠状動脈があります。冠状動脈によって、心臓〔心筋〕全体に酸素や栄養が供給されています。

冠状動脈は大動脈の根元から流れる左右一対の血管で、左冠状動脈はさらに左前下行枝と左回旋枝に分かれます。何らかの原因で、冠状動脈を流れる血液が少なくなると、冠状動脈による酸素供給が心臓での酸素消費に追い付かず、冠状動脈が痙攣してしまいます。この症状を虚血性心疾患である**狭心症**といいます。狭心症では、胸部の痛みや圧迫感、絞扼感などが生じます。走る、階段を上がるといった労作時、心筋の酸素消費が増える興奮状態や寒さなどが誘因となるため、注意が必要です。

● 各臓器の血液が足りなくなるとどうなる？

何らかの原因による急激な血液循環障害によって、脳・心臓・腎臓などの重要な臓器や組織が虚血状態となり、機能不全に陥った状態を**ショック**といいます。ショックの診断基準は統一されていませんが、収縮期血圧が低下し、臨床症状として**5P症状**（蒼白：pallor、虚脱：prostration、冷汗：perspiration、脈拍触知不能：pulselessness、呼吸不全：pulmonary deficiency）が短時間に見られます。

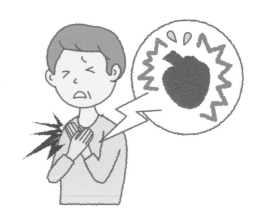

▼循環機能の障害に関連する主な疾患・症状

疾患：狭心症、急性心筋梗塞、心臓弁膜症、心不全、大動脈解離など
症状・兆候：胸痛、不整脈、動悸、ショック、チアノーゼなど

循環機能の障害に関連した患者のニーズ

循環機能に障害がある患者にはどのようなニーズがあるのか、考えていきましょう。

●生命維持の危機

心筋梗塞や心不全などの循環障害によって心拍出量が低下すると、❶生命維持に必要な酸素や栄養素などが供給されなくなること、❷老廃物の除去が困難になることで生命が危機に瀕します。

●苦痛の緩和

胸の痛み、呼吸困難感、めまい、ふらつきなど様々な苦痛や不快な症状が循環障害によって生じます。

●日常生活動作の制限

食事、排泄、入浴、移動など日常生活における活動は、骨格筋の動きが必要です。骨格筋が動くためには酸素を消費する必要があるので、活動が活発になると酸素も多く消費されます。しかし、心拍出量が低下しているときは、活動に必要な酸素が十分に供給されず、活動に制限が生じます。

循環機能の障害がある患者への看護

循環障害を持つ患者への看護では、心臓のポンプ能力を効率よく使い、その人自身の循環機能を活かしながら生活できるようにしていくことが大切です。

●血液循環を促進する方法の指導

心拍出量が減少したとき（起立性低血圧やショックなど）および局所の循環障害が生じたときは、血液循環を促進することが効果的です。

心拍出量が減少したとき：脳血流量を増加させるために、下肢を30～40度程度挙上して血液を上半身に移行させます。原則、水平の仰臥位にして行います。ただし、うっ血性心不全の場合はファウラー位とし、血液量の急激な増加による心負荷を軽減します。

局所の循環障害：弾性ストッキングを装着して、末梢から中枢への血液の流れをよくする方法があります。また、温罨法で皮膚末梢血管を拡張し、血液の循環を促すことも有効です。

●心臓の負荷を軽減する援助

心臓のポンプ機能が低下している場合は、日常生活上での心拍出量や、末梢血管の抵抗による負荷をどう軽減するかがポイントです。

まず基本となるのは、できるだけ安静にして身体活動による酸素消費量を少なくすることです。食事や清潔動作、移動、排泄などを援助し、患者自身による活動をなるべく軽減します。

次に、水分や塩分の摂取を調整することによる循環血液量のコントロールが有効です。心臓のポンプ機能が低下して心拍出量が低下すると、腎臓の血流量が低下して尿量も低下するため、体内に水分が貯留しやすくなります。余分な水分が貯まると、体重の増加や顔・下肢のむくみが見られるようになります。心臓への負荷を軽減するために、塩分量や水分量の調整が必要になる場合があります。

栄養代謝機能の障害

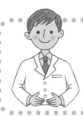

人は口から食べた食物を体内に取り込み、栄養素に分解し、エネルギーに変換して生命を維持し、成長・発達に利用して生命活動を営んでいます。これを栄養代謝といいます。

栄養代謝機能の障害ってどんなもの?

栄養素には、エネルギー源となる**三大栄養素**の糖質、タンパク質、脂質と、身体の代謝を調整するビタミン、ミネラルがあります。三大栄養素とビタミン、ミネラルを含めて**五大栄養素**といいます。

吸収された栄養素は、様々な化学反応により合成・分解されて細胞が取り込みやすい物質に変換され、新しい物質と古い物質が入れ替わります。こうして栄養の**代謝**が行われます。

栄養代謝機能の障害とは、栄養障害と代謝障害（代謝異常）をまとめたものです。**栄養障害**とは、栄養状態の悪化によって病気になるリスクが高まった状態をいい、**代謝障害（代謝異常）**とは、代謝をする細胞や組織が正常に機能しなくなった状態をいいます。代謝障害の多くは**生活習慣病**です。

● 栄養摂取量が多いときや少ないときはどうなる?

栄養摂取量が多いとき：栄養摂取量が多いとき、つまりエネルギー源が必要以上にある場合、身体は体脂肪として貯め込もうとします。体脂肪が過剰に蓄積した状態を**肥満**といいます。肥満は生活習慣病であり、日本肥満学会による基準では、BMI(＝体重〈kg〉／身長〈m〉^{2})が25以上の場合に治療対象となっています。糖代謝や脂質代謝に悪影響を及ぼし、糖尿病や脂質異常症を合併しやすくなります。

栄養摂取量が少ないとき：栄養摂取量が少ないとき、つまりエネルギー源が必要量以下の場合、身体は脂肪や筋肉をエネルギー源として消費していきます。脂肪や筋肉が過剰にエネルギー源として消費され、身体が異常に細くなった状態を**やせ**といいます。日本肥満学会による基準では、BMIが18.5未満のときにやせとされています。低栄養状態では、皮膚の損傷が回復しにくく、感染症にかかりやすくなります。

▼栄養代謝機能の障害に関連する主な疾患・症状

疾患：肝硬変、膵炎、大腸がん、糖尿病、痛風、メタボリックシンドロームなど
症状・兆候：肥満、やせ、食欲不振、便秘、下痢、腹部膨満など

栄養代謝機能の障害に関連した患者のニーズ

栄養代謝機能に障害がある患者にはどのようなニーズがあるのか、考えていきましょう。

●食事の楽しみ

食事は、身体的な栄養摂取という目的だけではなく、気持ちの面や社会的な面でも他者との会話や交流の機会になり、楽しみを感じる活動です。

●成長・発達の糧

身体的な成長・発達に伴い、必要なエネルギー量は変化します。一般的に小児期・学童期・青年期には1日の活動エネルギー量、栄養摂取量が増加していきますが、壮年期・老年期になると減少します。したがって、基礎代謝量が減少する壮年期以降、若いときと同じように食事を摂取し続けると、肥満や生活習慣病を引き起こします。

栄養代謝機能の障害がある患者への看護

栄養代謝機能の障害を持つ患者への看護では、患者に合った栄養・代謝状態を維持するための援助が大切です。

●適切な食事摂取を促すこと

食の欧米化が進み肥満者が増えている現代、不規則な食生活や間食の量が多いことなどによる脂肪の摂りすぎも原因と考えられています。肥満は便秘、多汗、動悸などの症状のほか、糖尿病や脂質異常症を招きます。メタボリックシンドロームの予防・治療や生活習慣改善のため、1年に1回は特定健康診査や特定保健指導を受診することが推奨されています。

●代謝機能を適切な状態にすること

代謝機能の障害は、食事などによる栄養摂取のエネルギー量と、基礎代謝や運動による消費エネルギー量とのアンバランスによって起こります。外食が多いこと、栄養の偏りや不規則な食事時間、喫煙、飲酒などの食生活の乱れが原因となることが多く、高血圧、糖尿病、動脈硬化などの生活習慣病の引き金になるといわれています。まずは改善すべき点を明らかにして、生活を変えるための方策を一緒に考えていきましょう。

厚生労働省「健康づくりのための身体活動基準2013」では、年代別に生活活動および運動の量の目安を示す「身体活動基準」が設けられました。65歳以上の人では強度を問わず毎日40分の身体活動、18〜64歳の人は3メッツ以上の強度で毎日60分など、現状より少しでも身体活動を増やすことが奨励されています。

次ページの表を参考にして、❶1日の摂取エネルギーと消費エネルギーのバランスは適切か、❷日々の運動でどのくらいカロリーが消費されているか、を調べてみましょう。

▼基礎代謝量

年齢（歳）	男		女	
	基礎代謝基準値 （kcal/kg/日）	基礎代謝量 （kcal/日）	基礎代謝基準値 （kcal/kg/日）	基礎代謝量 （kcal/日）
1～2	61.0	700	59.7	700
3～5	54.8	900	52.2	860
6～8	44.3	1090	41.9	1000
9～11	37.4	1290	34.8	1180
12～14	31.0	1480	29.6	1340
15～17	27.0	1610	25.3	1300
18～29	24.0	1550	23.6	1210
30～49	22.3	1500	21.7	1170
50～69	21.5	1350	20.7	1110
70以上	21.5	1220	20.7	1010

参考：厚生労働省「日本人の栄養所要量」より

▼エネルギー消費量

METs（メッツ）とは？
安静座位＝1 MET
いろいろな活動が安静時の何倍のエネルギーを消費するかを示した活動強度の指標

運動で消費するエネルギー量は、運動強度（メッツ）×体重×時間×1.05の式から得られた値から安静時のエネルギー量を引いたものです。

	徒歩	水泳	自転車 （軽い負荷）	ゴルフ	軽い ジョギング	ランニング	テニス
運動強度 （メッツ）	4.0	8.0	4.0	3.5	6.0	8.0	7.0
運動時間	10分	10分	20分	60分	30分	15分	20分
運動量 （エクササイズ）	0.7	1.3	1.3	3.5	3.0	2.0	2.3
体重別エネルギー消費量（kcal）							
50kg	25kcal	60kcal	55kcal	130kcal	130kcal	90kcal	105kcal
60kg	30kcal	75kcal	65kcal	155kcal	155kcal	110kcal	125kcal
70kg	35kcal	85kcal	75kcal	185kcal	185kcal	130kcal	145kcal
80kg	40kcal	100kcal	85kcal	210kcal	210kcal	145kcal	170kcal

参考：運動所要量・運動指針の策定検討会「健康づくりのための運動指針2006」より

排泄機能の障害

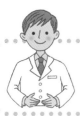

排泄とは、栄養の代謝によって出た不要なもの（代謝産物）を体外に排出することです。代謝産物の中でも便と尿は主要な排泄物です。

✚ 排泄機能の障害ってどんなもの？

　排泄機能の障害は、**排泄行動**に大きく関連します。排泄行動とは、便意や尿意を感じ、起き上がってトイレに移動し、排泄を済ませて戻る、という身体的・心理的な一連の動作を総合したものです。

●排尿機能

　排尿機能は、膀胱で尿を貯めて（**蓄尿**）、尿道から排出する（**排尿**）という機能から成り立ちます。蓄尿では膀胱が弛緩し、内・外尿道括約筋が収縮することで尿を貯めます。排尿では、逆に膀胱が収縮し、内・外尿道括約筋が弛緩することで尿を排出します。

●排便機能

　排便機能は、腸で便を生成しながら運搬し、便を排出する（**排便**）という機能から成り立ちます。大腸の主な機能は水分の吸収と便の生成です。腸の蠕動運動により便は次々に肛門へと運ばれ、便が貯留し直腸内圧が上昇すると便意を感じ、いきみによって肛門から体外に排出されます。

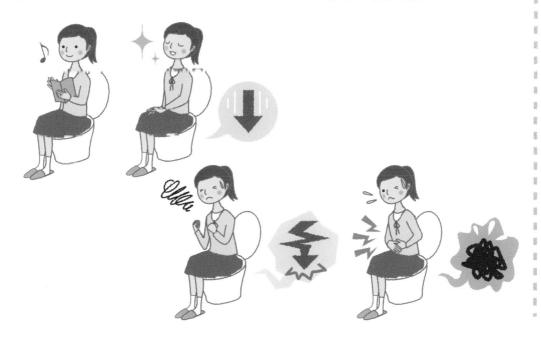

●排尿機能が障害されるとどうなる？

排尿では、膀胱と尿道括約筋が状況に応じて収縮や弛緩をしていますが、そのバランスが崩れると排尿障害になります。症状としては、①**蓄尿期**では頻尿や過活動膀胱、尿失禁、②**排尿期**では尿閉、排尿困難、③**排尿直後**では残尿や尿滴下などがあります。

▼排尿機能の障害に関連する主な疾患・症状

疾患：頻尿、過活動膀胱、尿失禁、尿閉、排尿困難など
症状・兆候：尿意切迫感、残尿感、尿の勢いの低下など

●排便機能が障害されるとどうなる？

排便機能は、食事や運動、ストレスによる自律神経の乱れ、加齢や妊娠など様々な要因による影響を受けて障害が出やすい機能です。排便機能の代表的な障害は、①便秘、②下痢、③便失禁です。近年は、下痢や便秘などを伴う腹痛・腹部不快感が繰り返される、過敏性腸症候群（IBS）も知られるようになりました。

▼排便機能の障害に関連する主な疾患・症状

疾患：便秘、下痢、便失禁など
症状・兆候：腹痛、腹部膨満感、嘔気・嘔吐、食欲不振、倦怠感、疲労感など

排泄機能の障害に関連した患者のニーズ

排泄機能に障害がある患者にはどのようなニーズがあるのか、考えていきましょう。

●排泄機能障害に伴う苦痛

排泄機能障害の症状に伴い、疼痛や腹部膨満感などの苦痛が生じます。また、排尿や排便が頻回になると身体的な負担が増加すること、便秘や下痢などで陰部・臀部の皮膚症状が出現することも、苦痛の原因になります。

●活動制限や日常生活の自立困難

ふとした動作から生じる失禁は、身体的にも精神的にも活動を制限しようとする気持ちにつながります。活動を制限し続けるとADLの低下や筋力の低下を招き、生活の自立度を低下させる可能性もあります。

●自尊心の低下や社会参加の減少

排泄行動を自らで完結できない状況は自尊心の低下を招きます。特に、ほかの誰かに排泄の介助をしてもらう場合は、強い羞恥心を感じます。自尊心の低下や羞恥心から、社会参加に消極的になることもあります。

排泄機能の障害がある患者への看護

排泄は自律神経に支配されているため、生活リズム（起床・就寝や食事時間）および食生活を整えることが大切です。また、寒さは尿の生成や排泄機能・行動にも影響するので、室温の調整や下腹部・腰部の保温などを行うこともあります。

●**排尿や排便のリズムを崩さないこと**

自然な排尿のためには、まず適切な尿量と排尿パターンを把握することが大事です。1日の行動パターン、いつトイレに行き、どれくらい排尿があるのかということを把握しましょう。理想的な排尿リズムを作るために、過不足のない飲水、カフェインやアルコールなど排尿に影響する食品を多く摂りすぎないことなどを意識するとよいでしょう。

健康で正常な排便のためには、まずは水分摂取量の調整が大事です。便が適切な硬さになるよう飲水量を考えましょう。また、便が出やすいように、食物繊維を多く含む食品を摂ることも有効です。腹圧や腸管運動の低下を防ぐためには、適度な運動が大切です。腹部マッサージや腰背部への温罨法によって腸蠕動を刺激することも有効です。

●**薬剤や医療処置で排泄を調整する**

自然な排泄が難しい場合、一時的に薬や医療処置で排泄を調整することも大事です。

排尿機能を調整する薬には、受容体の働きを遮断する抗コリン薬やα_1遮断薬、受容体の働きを補助するコリン作動薬などがあり、病態に合わせて選択されます。尿閉や残尿がある患者には、一時的導尿を行うことがあります。導尿は、残尿による膀胱の過伸展や逆流性の腎機能障害を予防するために行われます。

排便機能を調整する薬では、便秘に対しては下剤や浣腸を用いて便を柔らかくしたり、腸蠕動を促したりします。患者が自力で便を排出できないときは、摘便を行うことがあります。左側臥位で腹壁の緊張を緩め、指で便塊を崩しながら少しずつ取り出します。

▼腹部マッサージ

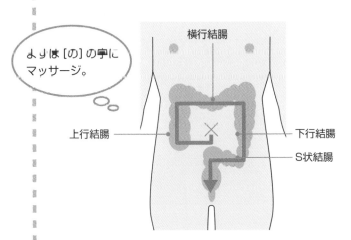

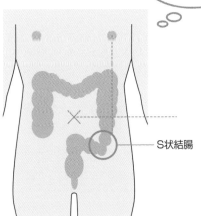

運動機能の障害

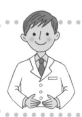

人間は、生命を維持し、人間らしく生きるために、歩く、走る、手を握る、運ぶなど様々な日常生活動作を行います。これらは、自分の意志で身体を自由に動かすことによって実現します。

運動機能の障害ってどんなもの?

　人が動くということは、立つ、座る、歩く、跳ねる、押す、引くなどの姿勢保持や動作、活動のことであり、これらは自分の意志によって生じる随意運動によって行われます。

　中枢神経系で認識し、**末梢神経**（脳神経・脊髄神経）を介して骨格筋に指令が送られて初めて、身体を動かし、目的に合わせた行動をとることができます。この機能が障害されると、姿勢を保持したり、物をつかんだり運んだりすることができなくなります。これを**運動機能の障害**といいます。

● **日常生活動作が自立できなくなるとどうなる?**
　日常生活動作を困難にする要因としては、関節や筋肉の障害による動くときの痛み、脊柱や手足の変形による機能障害などがあります。そして、これらの症状により身体を動かさなくなると、筋肉の伸縮がなくなるために**筋力の低下**や**関節の拘縮**が起こります。さらに、動かせない状況が続くことで、息切れや頻脈、起立性低血圧などの**呼吸・循環への影響**や、便秘、食欲不振など**消化機能への影響**、褥瘡などの**廃用症候群**を招くことにもつながります。

▼運動機能の障害に関連する主な疾患・症状

疾患：関節拘縮、起立性低血圧、便秘、褥瘡など
症状・兆候：運動時の疼痛、筋力低下、息切れ、
　　　　　　頻脈、食欲不振、疲労感など

▼運動機能の障害

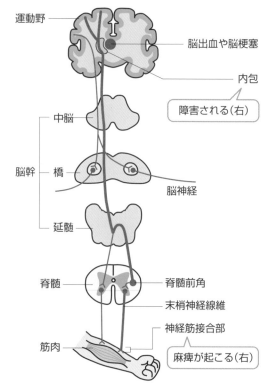

運動野
脳出血や脳梗塞
内包
障害される（右）
中脳
脳幹
橋
脳神経
延髄
脊髄
脊髄前角
末梢神経線維
神経筋接合部
筋肉
麻痺が起こる（右）

運動機能の障害に関連した患者のニーズ

日常生活動作は、生きるうえで当たり前のことを行うための活動です。運動機能に障害がある患者にはどのようなニーズがあるのか、考えていきましょう。

● 人間らしさの喪失と生命の危機

入浴や排泄、整容、更衣など日常生活で当然のようにできていたことが、自分ひとりではできなくなることで、人間らしい生活が失われ、同時に、食事によって水分や栄養を摂ることができないことで生命の危機を感じます。

● 自尊心の低下

人間はもともと自立して生きており、自分のことは自分でやりたいという欲求があります。自分で日常生活動作ができないこと、あるいは本当はできるのにできないと思われていることは、自尊心の低下につながります。

● 二次的合併症のリスク

長期間にわたって活動ができない状態が続くと、身体への適度な刺激や負荷が加わらないため、本来の機能が低下して萎縮したり、負荷に対しても機能を発揮しなくなったりします。本来の運動障害だけではなく、二次的に発生する合併症であり、これを**廃用症候群**といいます。このような合併症により心身の苦痛は増し、せん妄を引き起こすこともあります。

運動機能の障害がある患者への看護

活動・運動に関連する看護援助は、日常生活動作やスケジュールの中に、患者の状態に応じて取り入れるようにするとよいです。患者ができるようになったかどうか、変化をとらえて援助を継続していきましょう。

● 患者の日常生活動作の能力に応じて援助すること

患者の日常生活動作の能力に応じて、全介助、部分介助、自立への援助を行います。FIM（機能的自立度評価表）にもあるように、全介助や部分介助にも度合いがあります。患者の能力をアセスメントし、その能力を活かしながら必要な援助を行います。

日常生活動作の訓練では、基本的には作業療法士がメインで指導・訓練を進めていきますが、病棟でも継続して訓練ができるよう看護師も情報を共有し、指導・訓練に当たります。

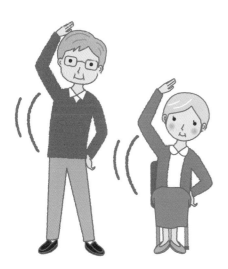

▼FIM（機能的自立度評価表）

項目			点数
(1)運動項目	セルフケア	食事（箸、スプーン）	1〜7
		整容	1〜7
		清拭	1〜7
		更衣（上半身）	1〜7
		更衣（下半身）	1〜7
		トイレ	1〜7
	排泄	排尿コントロール	1〜7
		排便コントロール	1〜7
	移乗	ベッド（椅子、車椅子）	1〜7
		トイレ	1〜7
		浴槽、シャワー	1〜7
	移動	歩行、車椅子	1〜7
		階段	1〜7
(2)認知項目	コミュニケーション	理解（聴覚、視覚）	1〜7
		表出（音声、非音声）	1〜7
	社会的認知	社会的交流	1〜7
		問題解決	1〜7
		記憶	1〜7
合計			18〜126

● 採点基準

自立	7：完全自立 6：修正自立
部分介助	5：監視
介助あり	4：最小介助 3：中等度介助
完全介助	2：最大介助 1：全介助

FIM　1点のときの介助時間1.6分
FIM　合計110点で介助時間0分となる

(1)運動項目　13〜91点
(2)認知項目　5〜35点

● **関節可動域訓練を行う**

　関節拘縮の予防や改善を目的として**関節可動域訓練（ROM）**を行います。自力で動くことができない患者には、理学療法士と連携しながら1日1〜2回はベッドサイドで看護師が他動的に運動を行うことも有効です。

chapter 5

治療の種類と方法

本章では、臨床現場で見られる様々な治療方法について、
その特徴と看護を一緒に考えていきましょう。

輸液療法

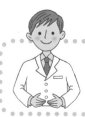

病院では輸液療法を行っている患者を多数見かけます。看護師はその特徴や目的を理解し、効果的かつ適切に管理していくことが求められます。

輸液療法ってどんなもの?

輸液は、静脈あるいは中心静脈に針やカテーテルを留置し、血管から輸液を体内に送り込む治療法です。輸液には、細胞外液補充液、等張性電解質輸液、低張性電解質輸液があり、医師が採血データなどをもとに水分や電解質バランスを考慮し、使い分けます。

輸液療法は、**維持**と**補充**の考えに基づいて実施されます。

●維持輸液

維持する輸液という意味ですが、何を維持するかというと、**現在の体液バランス（水分と電解質）を維持する**ということです。維持輸液には、水分のほかに電解質としてナトリウムやカリウム、マグネシウム、リン、重炭酸などが含まれており、絶食中でも 1 日に1500~2000 mLの投与を行うことで、体内の水と電解質のバランスを維持することができます。

●補充輸液

補充する輸液という意味ですが、何を補充するかというと、**現在、不足している水分や電解質を補います**。不足している分を補うことで、体液バランスを正常に戻す働きがあります。

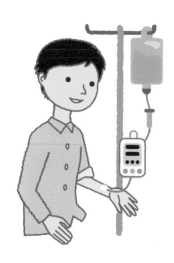

身体の恒常性とは

　私たちは、飲水や食事などから水分や電解質を摂取している一方、ほぼ同じ量を体外に排泄して体内のバランスを保っています。このように、身体の水分量や電解質の濃度を常に一定に維持することを**身体の恒常性（ホメオスタシス）**と呼び、健康維持には不可欠です。何らかの原因でこの恒常性が崩れた場合、輸液により体液の異常を是正することは治療の基本といえます。輸液により体液異常が是正されると、病態の治療効果が高まり、回復までの期間も短縮されます。

▼身体の恒常性

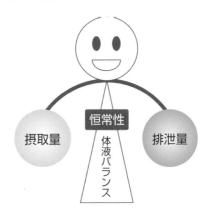

輸液療法における看護師の役割

　輸液療法では、患者が効果的かつ安全・安楽に輸液療法が受けられるように援助する必要があります。大事なことは次の5つです。❶正確な輸液の投与、❷循環動態の変化や輸液製剤による副作用の観察、❸針の抜去や血管外への輸液製剤の漏れと感染の予防、❹睡眠・活動・清潔などのニーズの充足、❺拘束感や重症感などの心理的苦痛への配慮。

電解質（イオン）とは、血液や体液に含まれるナトリウム、クロール（塩素）、カリウム、カルシウム、マグネシウムなどのことで、五大栄養素のミネラルに属します。

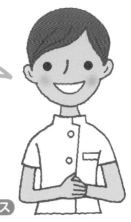

先輩ナース

薬物療法

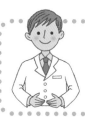

病気を治療したり症状を改善したりするために、病院では薬が処方されます。看護師はその特徴や目的を理解し、効果的かつ適切に管理していくことが求められます。

薬物療法ってどんなもの?

薬物療法は、病気の治療あるいは症状を和らげることを目的として、薬を使う治療法のことです。医師が患者の症状や状態を考えて薬を処方します。薬物療法は、目的によって主に以下の4つに分けられます。

●原因療法

原因を取り除くために薬物を使う方法です。原因への治療というのは、例えば、感染症の原因となっている細菌に対して、抗菌作用を持つ抗生物質を使って殺菌し治療するというようなことを意味します。

●対症療法

対症療法とは、**症状に対する治療法**のことです。例えば、がんの痛みに対して痛み止めを使ってその症状を和らげるといった治療法です。疾病そのものを治療するのではなく、疾病から生じる様々な不快な症状に対して、薬物を用いて和らげるというものです。

●予防療法

疾患に罹患する前に、罹患するのを予防する、もしくは罹患しても症状が軽く済むように**予防的に薬剤を用いる方法**です。例えば、インフルエンザのワクチン、花粉症などのアレルギー症状を予防するために用いられる抗アレルギー薬、といったものがあります。

●補充療法

体内の機能を維持するのに必要な物質を補充する治療法です。例えば、ホルモンやビタミンなどが不足することで病気になった場合に、不足している物質を補充して治療を行うというものです。

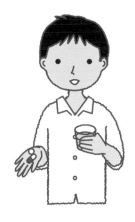

薬物の投与方法は？

薬物の投与方法には、大きく分けると、**経口**、**注射**、**外用**、**吸入**の4つがあります。どの投与方法を使っても、最終的には薬物の成分が血管から血液に入って、体内の組織や臓器に運ばれて効果を発揮します。どの投与方法を用いるかは、治療の目的と投与方法による効果の持続性や副作用などを考慮して選択されます。薬物は用量、服用時間、服用回数などによって副作用の出現頻度や程度も変わってくるので、患者に合わせた適切な使用方法を守ることが求められます。

化学療法って？

化学療法は薬物療法の一種で、がん患者に対して行われる治療法です。薬剤を用いてがん細胞の増殖と浸潤、転移や再発を防止することを目的としています。化学療法は手術療法、放射線療法と共にがん治療の3本柱の1つです。化学療法単独で用いられることもあれば、手術の補助的な治療法、放射線療法との併用といった形もあります。

化学療法の特徴として、がん細胞以外の細胞にも作用し障害を与えてしまうため、副作用が出ます。代表的な副作用としては、嘔気・嘔吐、骨髄抑制、脱毛、消化管粘膜障害などがあります。

薬物療法における看護師の役割

薬物療法では、看護師は単に医師から指示された薬物を患者に投与するだけではなく、副作用が起こらないよう、また、最小限の薬物で効果が得られるように患者の様子や症状を観察し、医師や薬剤師と連携をとり、患者の治療計画を検討していくことが必要です。また、内服の自己管理が必要な患者には服薬指導をしたり、正しく服薬できているか確認したりすることも求められます。

放射線療法

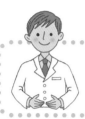

放射線療法とは、がん患者に行われる治療法です。手術や化学療法と共に用いられることも多くあります。

放射線療法ってどんなもの?

放射線療法とは、**電離放射線**を悪性腫瘍に当てることにより、悪性腫瘍細胞を死滅させ、その増殖を抑える治療法です。病変部と正常組織は、放射線に対する反応 (感受性と回復力) が異なるため、その差を利用して放射線を当てて治療します。外科手術に比べると侵襲が小さいこと、組織の機能が大きく損なわれたり形態が変わったりしないことが特徴です。

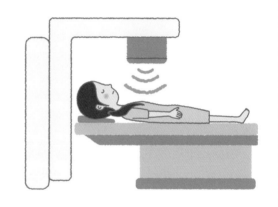

放射線治療の目的は、❶治癒を目指した根治的照射、❷補助的照射 (手術や化学療法との併用)、❸症状を緩和して生活の質 (QOL) を回復・維持させる緩和的照射があります。

放射線の照射方法

放射線療法は、放射線の当て方によって大きく2つに分かれます。それが、**外部照射**と**密封小線源療法**です。

● 外部照射

外部照射は、体外から高エネルギーX線や電子線を体内の病巣部に照射し、がんなどを消失 (縮小) させる方法であり、がんの転移の予防、症状の緩和を目的として行われます。治療の際は、放射線を照射する範囲や照射方法を決めるため、事前に放射線治療計画を立ててから実施します。

● 密封小線源療法

放射性同位元素をステンレスなどでできた非常に小さなカプセルに封入し（このカプセルをシーバや線源ともいいます）、悪性腫瘍の組織の中や体内に挿入して、そこから放出されるガンマ線を病巣に照射する方法です。小さなカプセルは複数個挿入されます。

密封小線源療法では、限局した部分に高い放射線量の放射線を放出することができるため、がん細胞の近くにカプセルを留置することで、腫瘍のみに放射線を照射することができます。

▼前立腺がんへの密封小線源療法

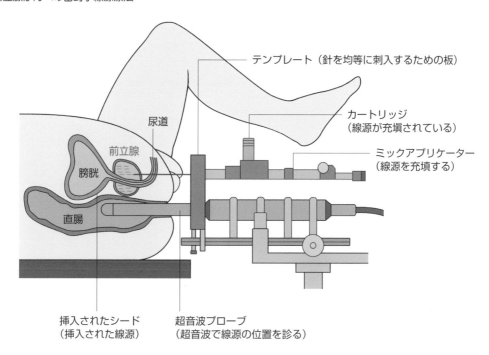

テンプレート（針を均等に刺入するための板）

カートリッジ（線源が充填されている）

ミックアプリケーター（線源を充填する）

尿道

前立腺

膀胱

直腸

挿入されたシード（挿入された線源）

超音波プローブ（超音波で線源の位置を診る）

出典：日本臨床増刊号（前立腺疾患の臨床）2002年より一部改変

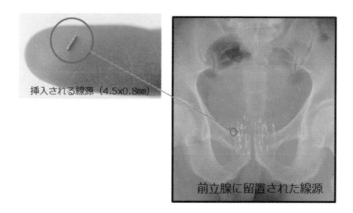

挿入される線源（4.5×0.8mm）

前立腺に留置された線源

出典：鳥取大学医学部 器官制御外科学講座 腎泌尿器学分野
　　（https://www.med.tottori-u.ac.jp/urology/1711/approach/sonyu.html）

放射線療法における看護師の役割

放射線療法はがん患者の治療として行われることが多く、病状や治療に対する不安への精神的なサポートが求められます。また、放射線療法では原疾患に伴う症状だけではなく、治療の副作用による新たな苦痛が加わることもあるため、その症状と苦痛の緩和も必要です。

❶治療前に放射線療法に関して、患者や家族へのオリエンテーションを行います。治療の目的や方法については医師が説明しますので、看護師は医師の説明を補い、患者が治療について理解できるように援助します。

❷疾患による症状や、放射線療法による合併症の観察とケアを行います。

❸日常生活での注意事項や合併症への対処法について説明し、患者に合った方法を一緒に考えます。

❹患者や家族の話を傾聴し、不安の軽減を図ります。

❺医師や診療放射線技師と患者の情報を共有し、合併症へ迅速に対応できるようチーム内の調整を行います。

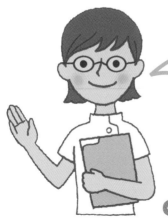

放射線療法時に看護師が介助する場合は、鉛の入ったとても重い防護服を装着して介助を行います。

ベテランナース

手術療法

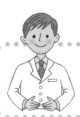

外科的操作によって、障害部位を切除したり、臓器機能を修復したりして、生命の延長と日常生活への復帰を図る治療法です。

手術療法ってどんなもの?

手術療法では、本来の身体の機能を障害している部位を切除したり、あるいは損なわれた臓器機能を修復したり人工物で代替することで、身体あるいは臓器の状態や機能を改善します。その一方で、治療のためとはいえ、外科的操作によって病巣に達するまでに正常な皮膚や組織に損傷を与えてしまいます。損傷 (侵襲) の程度によって様々な合併症が生じることから、患者を安全・安楽な状態に保つための看護の提供が求められます。

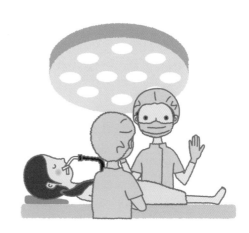

手術療法の種類

手術療法には、❶直接臓器を見ながら行う手術 (開胸・開腹手術など)、❷腹壁や胸壁より腹腔鏡や胸腔鏡を挿入して、間接的に病変部分を観察しながら行う内視鏡下手術 (低侵襲手術) があります。

手術療法における看護師の役割

手術療法を受ける患者は、その治療を必要とする疾患を患っており、手術の必要性について医師の説明を受けたときから、病気が治る期待と手術が成功するかどうかという不安を併せ持っています。

また、手術後も、治療経過や社会復帰に向けた不安を抱えており、看護師には、術前・術中・術後の周手術期を通した援助が求められます。

● 術前の看護

術前の看護では、患者が病気や治療のことを十分に理解し、納得して手術を受けられるよう、また術後の合併症のリスクを最小限にできるように、患者の身体的な状態だけでなく、心理的および社会的な状態も整えていくことが重要です。主な内容としては、❶術前の検査と治療に関する援助、❷心理面の援助、❸手術に向けたオリエンテーション、❹術前訓練などがあります。

● 術中の看護

術中の看護では、手術が患者にとって安全・安楽に行われ、無事に終了するように援助することが必要です。主な役割としては、❶患者が安心して手術に臨めるような精神的援助、❷安全に手術が行われるための準備と援助、❸円滑に手術が進むようなチーム内の調整などがあります。

● 術後の看護

術後の看護では、手術の侵襲による様々な生体反応を早期に把握し、術後合併症の予防を行うこと、社会復帰に向けて身体的な面だけではなく、心理面や社会面の支援も求められます。主な役割としては、❶生命の危機につながる兆候の観察とアセスメント、❷早期離床の援助、❸疼痛などの苦痛の緩和、❹退院に向けたリハビリテーションの援助などがあります。

▼術前の呼吸訓練の例

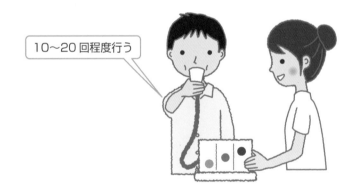

10〜20 回程度行う

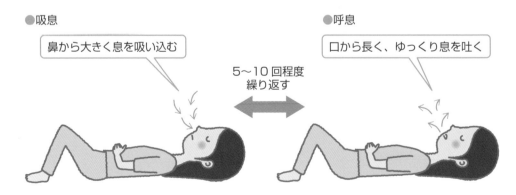

● 吸息
鼻から大きく息を吸い込む

5〜10 回程度
繰り返す

● 呼息
口から長く、ゆっくり息を吐く

創傷処置

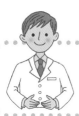

創傷処置とは、創傷の治癒を促進するために創傷部位や全身の状態を整え、治癒に向かわせることです。

✚ 創傷処置ってどんなもの?

創傷処置とは、創傷を治癒させるために施す処置のことです。創傷は簡単にいえば傷のことです。身体の皮膚表面だけではなく、その内部組織（皮下組織や筋肉、脂肪）まで達する深い傷も創傷に含まれます。

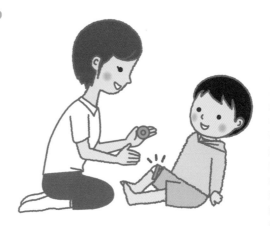

✚ 創傷処置の方法

創傷処置には、一般的に**ドレッシング法**が用いられます。ドレッシング法の主な目的は、❶創部の保護、❷局所環境保持、❸創部の圧迫、❹創部の遮蔽による精神面の保護です。ドレッシング法には、次表に示すような様々な種類がありますが、創部の湿潤環境を維持することが創傷治癒の原則とされています。**看護師**には、創部の状態をアセスメントし、適切なドレッシング法とドレッシング材を選択できることが求められます。

▼ドレッシング法の種類

ドライ・ドレッシング法	主にガーゼを用いる方法。創の上からガーゼをかぶせて、テープなどで保護する。かつてはよく使われていたが、現在は創部を湿潤環境にするのがよいとされているため、あまり使われていない。
ウェット・ツー・ドライ・ドレッシング法	滅菌ガーゼに生理食塩水を含ませ、それを創に当てる方法。創に湿潤環境を作り、ガーゼを交換するときにくっついている壊死組織なども一緒に除去する。1日数回の交換が必要。
フィルム・ドレッシング法	創部に薄いフィルムを貼る方法。フィルムは水蒸気を通すが、体液は通さない構造になっているので、創部の湿潤環境を保ちながら、細菌や異物の混入を防ぐことができる。
ハイドロコロイド・ドレッシング法	ハイドロコロイド・ドレッシング材を貼る方法。フィルム・ドレッシング材と同じ効果に加え、創から出てくる滲出を吸収するなど、いくつもの利点を持つ。
パウチング法	創部にパウチと呼ばれる袋を貼付する方法。創からの滲出液が非常に多い場合や瘻孔がある場合、排液量を正確に把握したい場合に用いる。

創傷処置における看護師の役割

創傷処置における看護師の役割には、以下の4つがあります。

❶適切なケア計画を立てるために、創傷の局所評価および全身評価を行う。

❷創傷治癒の段階に応じた観察と処置を行う。

❸創傷処置を受けている患者の身体的安楽と疼痛の軽減を図る。

❹創傷処置を受けている患者の精神面での援助を行う。

▼創傷の治癒過程

止血期	炎症期	増殖期	成熟期
血液凝固	受傷3日ごろまで	受傷3日以降	受傷1年以上
・血液が凝固 （一次→血小板 　二次→フィブリン） ・一時的に創閉鎖	・好中球が異物・細菌を貪食 ・マクロファージが清浄化 ・滲出液が創部に貯留	・コラーゲン生成 ・肉芽組織生成 ・上皮化反応 ・創の収縮が起こる ・線維芽細胞活性化	・肉芽組織成熟 ・瘢痕組織へ変化する

食事療法

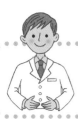

治療には、薬物や手術用機器、放射線機器といった特殊なものが必要とは限りません。ふだんの食事を見直すことも治療法になります。

食事療法ってどんなもの?

食事療法とは、**病気の治療やコントロールを目的として、患者の病態に応じた食事を与える治療法**です。食事療法では、❶栄養素が多すぎたり少なすぎたりして起こる病気の症状を改善するために、食事のカロリーや栄養素などを変更する、❷手術や外傷からの回復を促進したり臓器機能を改善したりするために、特定の栄養素の維持や増加を図る、といったことを行います。

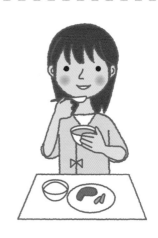

食事の種類

入院患者の食事には、一般食と治療食があります。

●一般食

一般食は、患者が治療を受けるうえで特に制限をされていない食事です。メニューは、カロリーや栄養素のバランスがよくなるように考えられています。ただし、患者の年齢や嚥下機能などにより、食事の量・形態（軟飯や軟菜、流動食など）の違いはあります。

●治療食

治療食は食事療法として用いられる食事で、使用する食品や調理方法に制限があり、必要に応じて栄養素を加減したものです。特定の栄養素が極端に減らされていたりカロリー制限があるなど、身体の状態を回復させるために必要な食事となっています。

治療食には、腎臓病食、肝臓病食、膵炎食、糖尿病食、心不全食、胃潰瘍食、術後食、検査食など、病態や目的によって様々な種類があります。

食事療法における看護師の役割

食事療法では、治療を受ける患者の気持ちを把握することが大切です。患者に、なぜ自分がこのような食事をとる必要があるのかを理解してもらい、治療の受け入れを促すことが必要です。これまでと同じ食事では症状が改善しないこと、好きなものを好きなだけ食べたい気持ちはわかるが、いまは治療なので少し我慢が必要なことも説明しましょう。

患者がセルフケアを継続できるような援助のポイントは次のとおりです。

❶患者が自分の病気をどのように受け止めているのか、治療に対する思いを知る。
❷患者自らが自分の食生活を振り返り、問題点を明確にできるように援助する。
❸患者自らが食生活の改善点を挙げ、目標設定できるように援助する。
❹患者の生活の中に、食事療法をうまく取り入れられるように、患者と一緒に改善策を考える。
❺家族を巻き込み、家族と共に食生活を再構築できるように援助する。

▼食事療法5つのポイント

慢性腎臓病（CKD）や生活習慣病の改善・予防に役立つ食事療法のポイントを紹介

塩分の摂りすぎに注意する

1日の食塩摂取量の目標

男性	**9.0** g 未満
女性	**7.5** g 未満
循環器疾患がある人	**6.0** g 未満

エネルギーは十分に摂る

適正なエネルギーを摂ることで腎臓を守る

●低たんぱく高エネルギー食を利用する

チョコレート　フライドポテト　ジャム

たんぱく質を摂りすぎない

たんぱく質が少ないほど腎臓の負担は減る

肉　　　　　　チーズ

カリウムの多い食材を知る

カリウム摂取制限に必要

納豆　　　にんじん　　バナナ

リンの多い食材を知る

リン摂取制限に必要

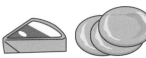

チーズ　　　　ハム　　ちりめんじゃこ

出典：大山恵子、腎機能を運動で守る、扶桑社、2021年（監修：四国東口クリニック理事長 大山博司医師）

運動療法

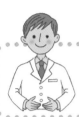

食事だけでなく、運動も大切です。特に運動療法はリハビリテーションの意味でも身体機能の回復に大いに関係します。

➕ 運動療法ってどんなもの?

運動療法という用語は、リハビリテーションを含む広い意味で使われています。筋肉・骨・神経系・内臓などに関連した運動能力の障害に対して、医学や運動治療学などの基礎的な理論に基づいて治療することを目的とした運動です。運動療法は、治療のほかにも健康増進や病気の予防、運動能力の向上にも関連しています。

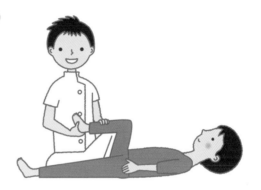

▼運動療法の目的

・変形を矯正する
・短縮した筋肉・腱・関節包を伸展して関節可動域を拡大する
・運動時に必要のない筋肉を十分弛緩させる
・筋肉の耐久力を増加させる
・筋肉・運動器官の協調性を図る
・歩行などの基本動作を再教育する
・心肺機能の改善を図る
・生活習慣病を改善させる
・慢性疾患の危険因子の軽減により健康の増進を図る
・運動能力を向上させる
・爽快感を得る

出典:小坂樹徳、治療法概説 第2版 (新体系看護学全書 別巻)、メヂカルフレンド社、2012年、p.87

運動療法の方法

運動療法は、理学療法士がプログラムを組んで実施・評価することも多くありますが、医師が運動処方箋を書くことが望ましいです。**運動処方箋**とは、運動の頻度（F：frequency）、強度（I：intensity)、持続時間（T：time or duration）、運動の種類（T：type of exercise）を規定し、理学療法士に指示するものです（FITTの原則）。

運動療法における看護師の役割

看護師は治療全般をよく理解し、治療が円滑に進むよう患者への指導や介助を行います。また、運動療法の内容によっては、患者が1人で行うこともあるため、適切な運動方法や注意事項をしっかりと理解できているか、無理せず実施することができるかを確認することが必要です。また、患者の情報を医師や理学療法士と共有し、必要があればプログラムの修正など調整を行うこともあります。

▼運動療法の種類と特徴

種　類		特　徴
部位による分類	局所運動	身体の一部しか動かさない運動で、リハビリテーションや局所の筋肉増強などを目的として行われる
	全身運動	身体全体を動かす運動で、心肺機能を最大限に活用し、代謝状態の改善を目的とする
筋肉の収縮状態による分類	等尺運動	関節を固定させたまま筋肉を収縮させ、筋肉の長さに変化が起こらない運動である
	等張運動	筋肉に常に同じ力を加えて収縮させる運動である
筋肉・関節の運動様式による分類	自動運動	全可動範囲を介助なしに自分の意志で動かす運動である
	他動運動	拘縮などのために第三者の介助が必要な運動である
	自動介助運動	自動運動と他動運動の中間であり、ある程度の介助のもとに自力で関節を動かす運動である
	抵抗運動	徒手または器具を用いて抵抗を加えて行う運動である
エネルギー代謝による分類	無酸素運動	ATP-CP（クレアチンリン酸）系または乳酸-ATP系で、酸素を利用せずにATPの合成が行われる運動である
	有酸素運動	有酸素系で、糖質や脂質がミトコンドリア内で酸素と結合して分解されたときに生じるATPを用いる運動である

リハビリテーション療法

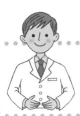

リハビリテーションとは単に訓練を指す言葉ではなく、障害を持った人が可能な限り元の社会生活を取り戻すことを意味します。

リハビリテーション療法ってどんなもの?

リハビリテーションは、基本的な日常生活動作や社会生活を営むための活動ができるように訓練することを指します。障害の予防、早期発見から診断、治療、総合評価、機能訓練まで、医師や看護師、理学療法士（PT＊）、作業療法士（OT＊）、言語聴覚療法士（ST＊）などがチームを組んで行います。

リハビリテーション療法の種類

リハビリテーション療法には、主に次の3種類があります。

●運動療法

運動療法は、主に理学療法士（PT）が行います。筋力を強くしたり、関節の動きをよくしたり、日常生活に必要な動作・運動を円滑に行えるように訓練するもので、筋力増強訓練、関節可動域訓練、起居移動動作訓練などがこれに当たります。

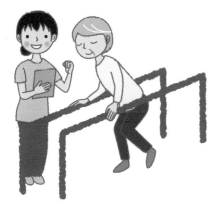

●作業療法

作業療法は、主に作業療法士（OT）が行います。身体または精神に障害のある患者に対して、機能の回復や維持、開発を促すために様々な作業活動を用いて治療や訓練を行うものです。細かな動き（巧緻性）や日常生活動作（ADL）、上肢の運動機能、高次脳機能の向上を目的としています。

●言語療法

言語療法は、主に言語聴覚療法士（ST）が行います。「聴く・話す・読む・書く」などの言語機能の障害（失語症・構音障害・発声障害）や、摂食嚥下障害に対して、機能回復や障害の軽減を目的に行う訓練や指導です。

＊PT　Physical Therapyの略。
＊OT　Occupational Therapyの略。
＊ST　Speech-Language-Hearing Therapyの略。

▼PT、ST、OTの関係性

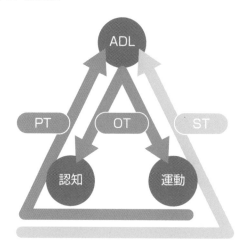

PT は運動のプロ

高次脳機能を理解し、歩行や
ADLにアプローチできる

ST は認知のプロ

運動・ADLを理解し、
認知の行動への影響を語れる

OT は活動のプロ

活動の中から運動と認知を
見ることができる

リハビリテーション療法における看護師の役割

リハビリテーションは、障害発生後の急性期か
ら治療と並行して行われます。したがって、看護
師には患者の経過に応じたリハビリテーションの
看護が求められます。

●急性期（発症後、病状が変動している時期）

急性期の看護では、**二次的な障害の予防と心身
機能の維持・改善**が重要です。二次的な障害とは、
長期間ベッド臥床を続けることで生じる筋力低下
や関節の拘縮、褥瘡などを指します。

看護師は清拭や体位変換の際に関節の伸展・屈
伸を行うほか、発症後早期からベッド上で起き上
がったり坐位になったりできるように援助しま
す。また、障害を持ったことによるショックや不
安、絶望に対する精神的なサポートも必要です。

●回復期（残存機能の拡大を図る時期）

回復期は**残存機能を失わないようにするととも
に、機能を拡大する時期**です。理学療法士や作業
療法士などのリハビリテーションチームと連携を
してリハビリを行っていきます。

看護師は、患者の最も身近な存在として、患者
の生活上の問題やリハビリテーションへの思いを
他職種に伝え、一緒に患者を支えていくことが大
切です。また、リハビリで実践している訓練をリ
ハビリ以外の時間で、日常生活動作に活用できる
ように援助していきます。

●維持期（社会生活に復帰し、機能を維持する時期）

維持期の看護では、患者が退院後に社会で生活
していくうえで必要な社会制度やサービスを利用
できるように調整し、また、自宅の改修工事など
生活環境を整えることも重要です。

患者の状態に応じて、病院の退院調整を行う部
門や地域のケアマネジャーと連携し、制度を活用
できるようにする調整や、通所リハビリ、訪問看
護などの手続きを行います。退院前に自宅を訪問
し、居住環境の調査を行うこともあります。

chapter 6

臨床看護の事例

本章では、脳卒中を発症した患者の事例をもとに、
臨床現場で活躍する看護師の活動を見ていきましょう。

看護過程の展開

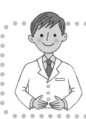

看護師は何気なく患者に接していると思われがちですが、看護を提供するまでには、いくつものプロセスを踏んでいます。ここでは看護のプロセス（看護過程）について学びましょう。

✚ 看護過程の展開ってなに？

看護過程を具体的に説明すると、次の6つのプロセス＊に分けられます。

❶情報収集
❷情報のアセスメント
❸看護診断
❹計画立案
❺実施
❻評価

この一連のプロセスを❶から❻まで順番に行うと、看護過程を展開したということになります。

実際の看護過程をイメージしやすいように、簡単で身近な例を用いて説明します。次ページの図を見てください。あなたの目の前で赤ちゃんが泣きやまずに困ってしまいました。そのとき、あなたはどうにかして泣きやませたいと考えますが、どのように行動しますか？

▼6つのプロセス

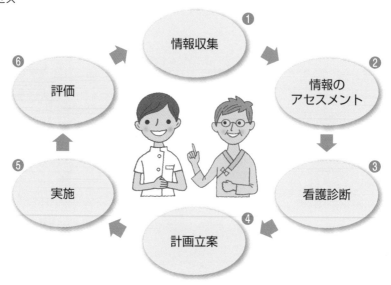

＊6つのプロセス　❶情報収集と❷情報のアセスメントを「情報の解釈・判断」として5つのプロセスに、また❸を「問題抽出」としている書籍もあります。

まずは赤ちゃんの全身を見て、どこか怪我をしていないか、オムツは汚れていないか、お腹が空いていないかなど、自分の持っている知識や経験も踏まえていろいろな原因を考えることでしょう。その後、泣きやませるための行動をすると思います。赤ちゃんが泣きやめば問題は解決します。いろいろやってみたところ、今回はおむつを替えたら泣きやみました。

この一連の出来事を看護実践の6つのプロセスに当てはめるとこうなります。

❶赤ちゃんの全身を見て、怪我がないか、オムツが汚れていないか、お腹が空いていないか（前回ミルクを飲んでからどれくらいの時間が経ったか把握する）などの情報収集をする。
❷怪我はなく、ミルクは15分ほど前に飲んだばかり、オムツの中はうんちで汚れていたことがわかりました。
❸オムツが汚れていたことが問題で、不快感があったために泣いていると考えました。
❹オムツを交換する計画を立案しました。
❺優しくおしりを拭き取り、オムツを交換しました。
❻赤ちゃんは泣きやみ、眠り始めました。

▼オムツの支援

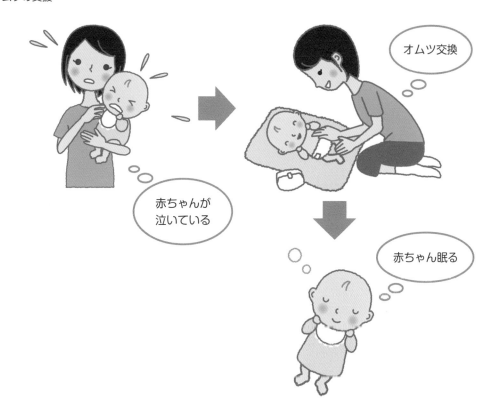

このように、身近で起こる問題解決までの一連の流れを看護に応用し、系統立てたものが、看護過程です。ふだん、あなたもこうした問題解決までの流れというのは意識せずに行っているかもれません。これをプロセスごとに分けて順番に文章化していくというのは、ふだん行っていないことなので難しく感じるのではないでしょうか。そこで、身近な出来事でも、問題解決までの過程を6つのプロセスに分けて考えることをふだんから意識すれば、看護過程の展開にも応用できるようになると思います。

脳梗塞を発症した患者の 急性期看護

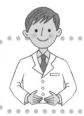

脳梗塞を発症した患者の事例をもとに、看護過程がどのように展開されていくのか学んでいきましょう。

事例

脳梗塞の事例から看護を見ていきましょう。

▼脳梗塞を発症したTさんの事例

患者：Tさん
年齢：78歳
性別：男性
身長：170cm、体重：75kg

＜生活歴＞
・新潟で生まれ育った。大学は東京の有名私立大学に進学した。大手商社に就職し、課長まで務めた。現在は定年退職している。
・妻（75）と埼玉県で2人暮らしである。
・子どもは2人（男、女）、息子は海外勤務中、娘は埼玉県内在住だが結婚し夫・子ども1人と暮らしている。
・会社員のころから接待が多く、飲酒の機会も多かった。揚げ物や濃い味付けのものが好き。毎日、妻と一緒に晩酌し、日本酒を2合とおつまみにイカの塩辛、枝豆、ピーナッツなどを食べている。
・15年ほど前から高血圧と診断されているが、特に対策はせず放置していた。

＜発症状況＞
　○月○日、寒い冬の朝、妻と一緒にソファーでテレビを観て過ごしていた。ソファーから立ち上がろうとすると、右足に力が入らず、膝から崩れ落ちるようにして倒れた。妻が「どうしたの？」と聞くと、「右手と右足に力が入らない」と言おうとするが、ろれつが回らず、うまくしゃべることができなかった。異変を感じた妻はすぐに救急車を呼び、Tさんは病院に搬送された。
　搬入時の意識レベルはJCS I-2、神経学的所見では右上下肢の麻痺、右顔面麻痺と構音障害、NIHSSは9点（意識障害・質問1、顔面麻痺2、右腕3、右脚2、構音障害1）であった。血圧185/132mmHg、HR 98/分（不整）、SpO_2 98%。
　脳卒中の疑いでCTとMRI施行。CTは異常なし。MRI上左中大脳領域の梗塞所見あり。SCU（脳卒中集中治療室）に入室し、血栓溶解療法（rt-PA）が施行された。

診断と急性期治療

　脳卒中の診断と治療を迅速に行うことは、救命だけではなく後遺症を最小限にとどめるためにもとても重要です。発症時の症状や特徴から脳卒中が疑われたため、救急隊はSCUがある病院へ救急搬送しました。病院に搬送されたTさんは、「ここはどこだ？　家に帰りたい」と話していました。病院到着後、医師が、付き添いの奥さんに発症時刻（発症後4.5時間以内ならrt-PA治療の対象）と病歴を確認し、治療内容や副作用、合併症などを説明して奥さんの同意を得たうえで、薬剤の投与を行いました。投与後24時間以上はSCUまたはそれに準じた病棟で厳重に管理されます。

　rt-PA投与により、出血しやすくなるため、出血を助長させるような処置である膀胱留置カテーテルの挿入や胃管の留置、鼻腔吸引などはできるだけ控えるようにする必要があります。

▼急性期脳梗塞に対する緊急治療の流れ──rt-PA治療を受けるためには

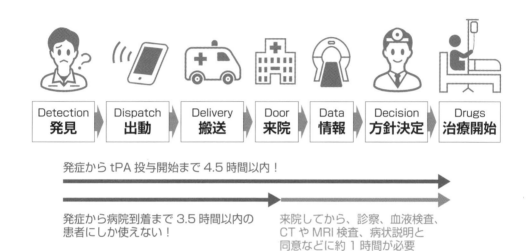

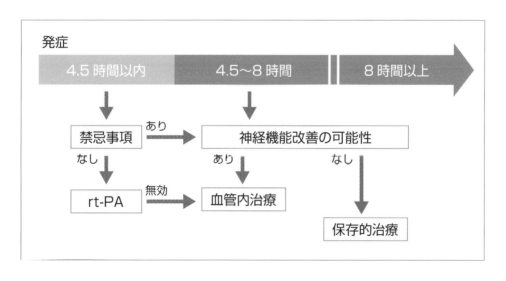

意識レベルの観察

脳卒中の患者では、血圧・脈拍・呼吸などのバイタルサイン以外に、神経学的所見を観察してアセスメントします。神経学的所見とは、文字どおり身体の神経に関連した所見で、意識状態や脳神経所見、運動機能、感覚機能などに見られる異常の有無を観察します。

まず、意識状態は一般的にはJCSというスケールを用いて評価します。JCSでは、覚醒のレベルを自力覚醒（Ⅰ桁）、刺激すると覚醒（Ⅱ桁）、覚醒しない（Ⅲ桁）で表し、さらにそれぞれのレベルを3段階で評価しています。

Tさんは搬送時、覚醒はしていましたが、病院であるという認識がなく家に帰りたいという訴えもあり、Ⅰ-2と評価されています。

▼Japan Coma Scale (JCS)

Ⅰ.覚醒している （レベル1桁：1桁の点数で表現）	0	意識清明である
	Ⅰ-1	見当識は保たれているが意識清明ではない
	Ⅰ-2	見当識障害がある
	Ⅰ-3	自分の名前・生年月日が言えない
Ⅱ.刺激に応じて一時的に覚醒する （レベル2桁：2桁の点数で表現）	Ⅱ-10	普通の呼びかけで開眼する
	Ⅱ-20	大声で呼びかけたり、強く揺すったりするなどで開眼する
	Ⅱ-30	痛み刺激を加えつつ、呼びかけを続けると辛うじて開眼する
Ⅲ.刺激しても覚醒しない （レベル3桁：3桁の点数で表現）	Ⅲ-100	痛みに対して払いのけるなどの動作をする
	Ⅲ-200	痛み刺激で手足を動かしたり、顔をしかめたりする
	Ⅲ-300	痛み刺激に対しまったく反応しない

医師は脳卒中の評価として、**NIHSS**というスケールを用いて、9点と評価しています。NIHSSは、脳卒中急性期患者の重症度を迅速に評価するために開発されたスケールで、意識、視野、眼球運動、顔面神経麻痺など15項目を評価し、点数で表します。42点が最も重度で26点以上の場合はtPAの慎重投与となります。Tさんは9点で通常投与対象でした。

1-a	意識水準	0：完全覚醒　1：簡単刺激で覚醒 2：繰り返し刺激、強い刺激で覚醒　3：完全に無反応
1-b	意識障害、質問 （今月の月名および年齢）	0：両方正解　1：片方正解　2：両方不正解
1-c	意識障害、従命 （開閉眼、離握手）	0：両方可　1：片方可　2：両方不可
2	最良の注視 （左右方向のみ）	0：正常　1：部分的注視麻痺（正中まで動く） 2：完全注視麻痺
3	視野	0：正常　1：四分盲　2：同名半盲　3：両側性半盲
4	顔面麻痺	0：正常　1：軽度　2：中等度　3：完全麻痺
5	上肢の運動（右） （臥位で45°挙上、10秒保持）	0：麻痺なし　1：動揺する　2：下垂する　3：挙上できない 4：完全麻痺
	上肢の運動（左）	0：麻痺なし　1：動揺する　2：下垂する　3：挙上できない 4：完全麻痺
6	下肢の運動（右） （臥位で30°挙上、5秒保持）	0：麻痺なし　1：動揺する　2：下垂する　3：挙上できない 4：完全麻痺
	下肢の運動（左）	0：麻痺なし　1：動揺する　2：下垂する　3：挙上できない 4：完全麻痺
7	運動失調	0：正常　1：1肢　2：2肢
8	感覚	0：正常　1：軽度から中等度　2：重度から感覚脱失
9	最良の言語	0：正常　1：軽度から中等度　2：重度　3：無言、全失語
10	構音障害	0：正常　1：軽度から中等度　2：重度
11	消去現象と注意障害	0：正常 1：視覚、触覚、聴覚、視空間または自己身体に対する不注意 2：重度の半側注意障害あるいは2つ以上の感覚様式で半側注意 　障害

✚ 運動機能の観察

　脳卒中の評価では、意識レベル以外の神経学的所見として、**四肢の運動機能**があります。上肢の運動機能は**バレー (Barré) 徴候**、下肢の運動機能は**ミンガッツィーニ (Mingazzini) 徴候**を観察します。

　バレー徴候の観察では、目を閉じて手のひらを上にし、肩の高さに上げておきます。脳などに異常があれば、手のひらが内向きになって、スーッと下がっていきます。ミンガッツィーニ徴候の観察では、仰向けになってお尻から太腿および膝を直角にして寝ます。麻痺があれば、どちらかの足がゆっくりと落ちていきます。

▼バレー徴候とミンガッツィーニ徴候

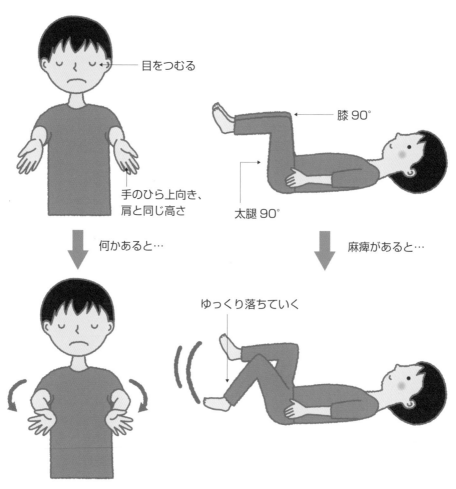

バレー徴候

目をつむる

手のひら上向き、肩と同じ高さ

何かあると…

手のひらが内になって落ちる それと共に腕が曲がる

ミンガッツィーニ徴候

膝 90°

太腿 90°

麻痺があると…

ゆっくり落ちていく

脳神経所見の観察

脳神経は、❶嗅神経、❷視神経、❸動眼神経、❹滑車神経、❺三叉神経、❻外転神経、❼顔面神経、❽内耳神経、❾舌咽神経、❿迷走神経、⓫副神経、⓬舌下神経の12対があります。これらの神経に異常があるかどうかを判断するために、嗅覚や視覚、対光反射、瞳孔の動き、嚥下機能などを評価していきます。

Tさんの事例では、右の顔面麻痺と構音障害が見られたため、12対の神経のうち、少なくとも❼顔面神経に異常があることが疑われます。

▼顔面神経麻痺になると…

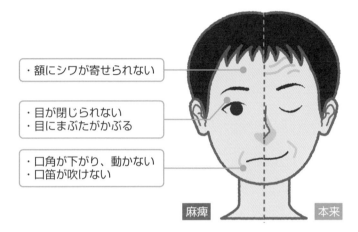

・額にシワが寄せられない

・目が閉じられない
・目にまぶたがかぶる

・口角が下がり、動かない
・口笛が吹けない

麻痺　　　本来

脳卒中急性期の看護

急性期の看護師の役割は、再梗塞症状の早期発見と廃用症候群の予防です。血管が再び詰まらないように血栓溶解療法 (rt-PA) を行っていますが、再梗塞を確実に防ぐことができるわけではありません。脳卒中発症1週間以内に起こりやすい症状として、**脳浮腫**による**頭蓋内圧亢進症状**、**脳ヘルニア**、**再出血**や**再梗塞**などがあります。頻回にバイタルサインや意識レベルの変化を観察し、状態が悪化していないかアセスメントしていきます。

脳梗塞急性期の血圧は通常よりも高い値 (収縮期血圧が200mmHg以上になることもあります) で経過しますが、脳の血液循環を保つためにも、血圧降下薬を使用して無理に血圧を下げることはしません。

ただし、血圧が高い状態なので出血性脳梗塞を引き起こさないように管理し、バイタルサインや意識レベルのほかに神経学的所見などの観察も含めてアセスメントしていく必要があります。

▼頭蓋内圧亢進症状

頭蓋内圧亢進症状　バイタルサインの変化

・頭蓋内圧が上昇すると脳血流が低下する
・頭蓋内圧に打ち勝とうと血圧が上昇し、脈圧は大きくなる

クッシング現象

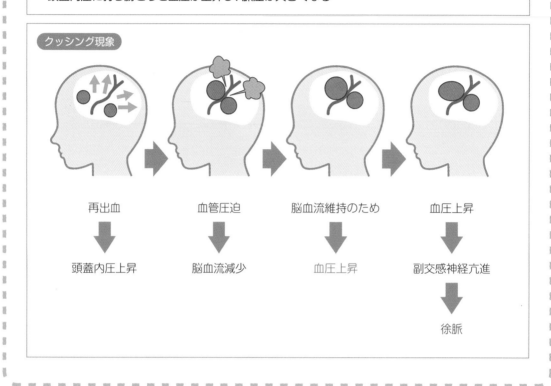

再出血	血管圧迫	脳血流維持のため	血圧上昇
↓	↓	↓	↓
頭蓋内圧上昇	脳血流減少	血圧上昇	副交感神経亢進
			↓
			徐脈

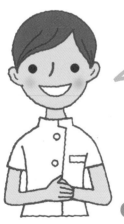

頭蓋内圧亢進症状には、頭痛や
嘔吐、血圧上昇と徐脈（クッシ
ング現象）、意識障害、呼吸障害
などがあります。

先輩ナース

脳梗塞を発症した患者の リハビリテーション看護

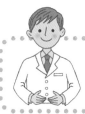

脳梗塞の急性期治療が終わり、リハビリテーションをすることになりました。ここでは、リハビリテーション看護について学んでいきましょう。

事例

リハビリテーションにおける看護を見ていきましょう。

▼リハビリテーションを行うTさんの事例

<状況>

　Tさんは発症1日目からリハビリを行い、発症24時間後まではベッド上、2日目からは血圧も安定したため一般病棟へ転棟し、ベッドサイドや病棟内でリハビリを継続した。4日目からはリハビリテーション室で訓練を行い、起き上がりや自立、座位保持を見守りで実施する訓練をした。立位では右側に傾く様子があり、セラピストが身体を支えながら歩く練習をした。2週間で、たいていの日常生活動作はほぼ見守りで行えるようになった。しかし、自宅では高齢の妻と2人暮らしなので、家に帰るためにはさらなる機能の向上が必要と判断され、回復期リハビリテーション病院に転院し、2か月ほどリハビリをしたあとに様子を見て自宅に帰る予定となった。

脳卒中のリハビリテーション

　脳卒中のリハビリテーションでは、発症後、できるだけ早期から積極的なリハビリを行います。リハビリでは座位保持や立位訓練、歩行訓練、セルフケアの訓練などを行います。意識状態が悪い患者でも、身体の拘縮や筋の萎縮を予防するために、**関節可動域訓練（ROM）** や良肢位の保持、体位変換など、他動的な運動は重要です。麻痺があると、安静にしなければいけないと考えてしまう家族も多いので、そうではなく、できるだけ身体を動かし、早期に離床することが回復を早めることにつながると説明し、理解を促すことが大切です。

Tさんはrt-PAを施行後、24時間で血圧は安定していたため坐位訓練を実施しています。rt-PAによって脳の血管が再開通した場合は、麻痺の症状は最小限に食い止められ改善していきますが、脳梗塞によってダメージを受けた部分は薬物療法での改善はできないので、リハビリを行います。自宅への退院や社会復帰を目指して、これまでの生活やこれからの生活をイメージしながら、どのようなことができたらよいのか、また、どの場面では援助を求める必要があるのかなど、患者と一緒に相談しながらリハビリのゴールを設定し、目標に向かってリハビリを継続していくことが大切です。

▼関節可動域訓練（ROM）の一例

腕を動かす運動

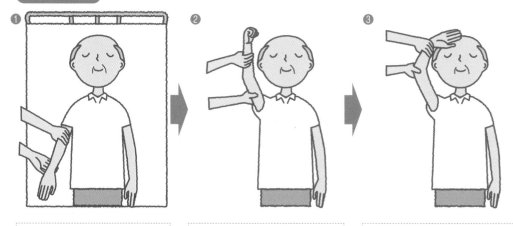

❶はじめの位置：片手をひじの上に乗せ、他方の手で患者の手を下からつかむ。

❷患者の腕を、身体のわきから上へ持ち上げる。

❸腕を静かに、ゆっくりと、できるだけ頭の上へ持っていく（痛がらない程度に）。

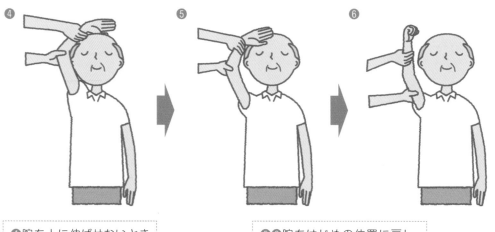

❹腕を上に伸ばせないときは、ひじを曲げたままで、頭の上へ上げる。

❺❻腕をはじめの位置に戻し、運動を繰り返す。

片麻痺患者の移乗

　脳梗塞で片麻痺のある患者は、ベッドからの起き上がりや車椅子への移乗などの場面では、ベッドと床頭台の位置、ベッド柵の有無、車椅子の位置などが重要になってきます。患者ができるだけ自力で、安全・安楽にベッドから起き上がることができるように、環境を整えていく必要があります。

　基本的に、健側に身体を支えられる物や手に持つことができる物を配置するとよいです。麻痺側では手足を動かすことが難しく、健側で持とうとすると不自然な体位になってしまうためです。つまり、右麻痺の患者では下図のように、左側に車椅子やベッド柵 (L字型) などを配置するとよいでしょう。

▼ベッドと車椅子の位置関係

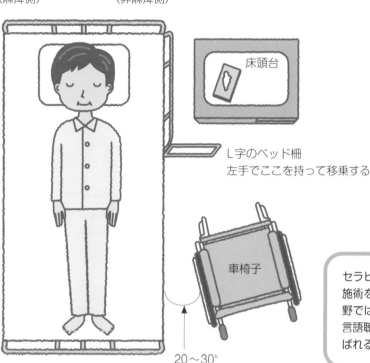

右
（麻痺側）

左
（非麻痺側）

床頭台

L字のベッド柵
左手でここを持って移乗する

車椅子

20～30°

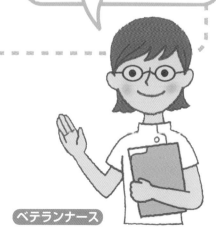

セラピストとは、何らかの治療や施術を行う人を指します。医療分野では理学療法士や作業療法士、言語聴覚士などが**セラピスト**と呼ばれるようになりつつあります。

ベテランナース

地域連携クリティカルパス

近年、医療の効率化と医療費削減のため、医療機関の役割分担が進められており、急性期治療を行う病院、回復期に専門的なリハビリを行う病院、長期療養を行う病院などのように機能が分かれています。

各病院・施設間での転院時に、治療計画やリハビリテーション状況を共有するため、地域連携クリティカルパスというものがあります。**地域連携クリティカルパス**は、主に脳卒中の患者で用いられており、急性期病院から回復期リハビリテーション病院への転院、回復期リハビリテーション病院から在宅施設である開業医・療養型施設への転院時に送付し、継続した医療が提供できるよう工夫されています。

▼地域連携クリティカルパス

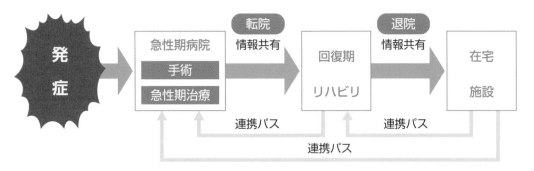

地域連携クリティカルパスは、病院と地域が連携し、継ぎ目のない医療を行ううえで大変便利なものですが、紙面上だけの連携にならないように、できるだけ顔が見える関わりをしていくことが重要です。患者は病気を発症したあとも、長い人生を歩んでいきます。その後の生活や人生を考え、患者だけでなく家族やその周りの人からも「本当にありがとう」と言ってもらえるような看護を目指していきましょう。

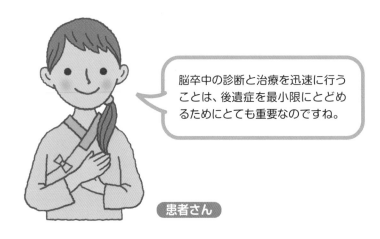

脳卒中の診断と治療を迅速に行うことは、後遺症を最小限にとどめるためにとても重要なのですね。

患者さん

退院後に脳梗塞の再発を予防する看護

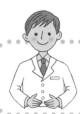

脳梗塞のリハビリテーションを終えて退院したあと、再発を予防するためには生活習慣の見直しや内服の継続が必要です。

事例

退院後に脳梗塞の再発を予防するための看護を見ていきましょう。

▼退院指導を受けるTさんの事例

<状況>

Tさんは回復期リハビリテーション病院での1か月半ほどのリハビリを経て、自宅に帰ることとなった。急性期病院入院中に行った採血で脂質異常症を指摘されている。また、入院中の心電図モニターで心房細動が確認され、ワルファリンを服薬することとなった。

妻と一緒に栄養士から減塩、エネルギーコントロールの指導を受けるが、「病院の食事は味が薄くておいしくない」とこっそり長女に梅干しや間食のポテトチップスを買ってきてもらっており、看護師から注意を受けている。

医師からは脳卒中のリスク因子の説明を受け、セラピストからは退院後の運動方法について指導を受けた。看護師はTさんの生活習慣を一緒に振り返り、問題点を明らかにして、退院後も継続できるような生活を提案した。

退院したからめでたしというわけではなくて、家に帰ってからもケアが必要です。

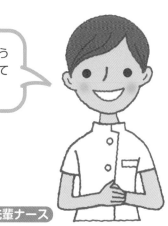

先輩ナース

脳卒中のリスク因子

　脳卒中の発症には、不適切な食習慣、運動不足、喫煙、大量飲酒、睡眠不足、ストレスなどの**生活習慣の乱れ**が大きく関与しています。生活習慣の乱れは高血圧や糖尿病、脂質異常症などの生活習慣病を招きます。生活習慣病は脳卒中のリスク因子であり、複数の生活習慣病が重なると発症リスクも高まります。

　生活習慣病の中でも最大の危険因子は**高血圧**です。血圧が高ければ高いほど、動脈硬化を悪化させ脳卒中が発症しやすくなります。過去に実施された研究から、下の血圧（拡張期血圧）を3〜5年の間に5〜6mmHg下げるだけで、脳卒中の発症率は42%減少することが明らかになっています。血圧を下げることは最も効果的な脳卒中の予防法です。

　Tさんの今回の脳梗塞は、心房細動という不整脈によって心臓にできた血栓が原因であるため、再発を予防するためには、血栓をできにくくする薬として、ワルファリンという抗凝固薬を継続して内服していく必要があります。Tさんは、医師から心房細動が原因で脳梗塞になったと聞いたため、それ以外の高血圧など生活習慣病がリスク因子になることを意識していませんでした。そこで看護師から、生活習慣病もアテローム血栓性の脳梗塞を発症し、再発のリスクがあることや、コントロールが大切であることを説明されています。

脳卒中の再発を予防するための食事管理

　高血圧は脳卒中の最大の危険因子であることを説明しました。高血圧を是正するために、入院中は1日の塩分摂取量を6gに制限されます。病院の食事はすべて管理栄養士がメニューや食材、調理方法などを考えていますが、退院後はそういうわけにはいきません。患者の最も近くにいる看護師が、入院中から退院後の食事について、誰が作るのか、どのようなものを摂取していくのか、買い物はどうするのか、などを聞いていく必要があります。

　Tさんは、病院の食事の味付けが薄くておいしくないという理由で、長女に梅干しや間食のポテトチップスを買ってきてもらっていました。患者のベッドサイドには、こうした梅干しや間食、調味料などが置かれていることがありますので、ベッドサイドの観察もしていくことが大切です。また、病院の食事以外のものを摂取しているときは、「ダメです」と注意するのではなく、病院の食事についてどう感じているのか、いままでの食生活や嗜好（しこう）はどのようなものであったのか、（医師や管理栄養士と相談したうえで）病院の食事以外にどのようなものなら摂取してもよいのか、などを一緒に考えていくようにしましょう。

　Tさんは看護師と入院前までの食事内容や退院後の食事について話し合い、塩分や脂質の多いものは食べる回数を減らす、自分が好む味の濃さよりも少しだけ薄味にするなど、自分で継続できる方法を見いだすことができました。

脳卒中の再発を予防するための運動管理

運動の習慣がある人は、脳梗塞の発症リスクが低くなります。運動は内臓脂肪を燃やし、血糖値や中性脂肪値を下げ、血圧を下げる効果があります。さらに、いわゆる善玉コレステロールであるHDLコレステロールを高める働きもあります。中程度または強度の運動 (運動強度6メッツ以上、68ページ参照) を週に4回以上行うと、脳卒中の発症割合が減少するといわれています。

Tさんは BMI 25.9 と肥満で、入院時に採血したLDLコレステロールも160mg/dLと高く、退院後は適度な運動を行い再発予防に努めるようにセラピストから指導を受けました。運動の効果があるかどうかについては、体重変化を記録し、採血時のLDLコレステロールが改善しているかどうか確認して目安とすることになりました。

脳卒中の再発を予防するための生活習慣

脳梗塞は再発を繰り返すと、後遺症が悪化しQOLの低下につながります。再発予防のためには生活習慣の見直しが必須です。ただし、検査データやこれまでの生活習慣の情報から問題点が見つかると、そこを指摘して指導をしてしまいがちですが、患者本人が自身の生活の問題点を認識し変えていこうという思いを持たなければ、行動変容は起こりません。なぜ生活習慣を見直さなければならないかを患者自身に考えてもらうことが重要です。

看護師はTさんに、病院のパンフレットなどを用いて、脳卒中の再発予防に必要な一般的な知識を提供したあと、「ご自身で今回の脳梗塞の原因になりそうな事柄について何か心当たりはありますか?」と質問すると、「揚げ物は好きだし、お酒もよく飲んでいたよ。でもやめたくないなぁ」と食事や飲酒について気にしていました。これまでの生活を振り返り、気付いたことがあればそこから話を進めて対策を立てていきましょう。

▼脳血管疾患の危険因子と再発率

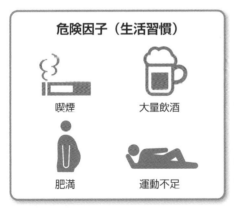

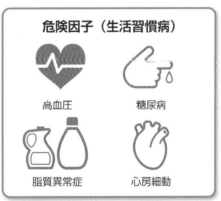

10年間の脳血管疾患の累積再発率は50%以上
予防のために生活習慣の改善や治療薬の内服を継続することが不可欠

索引

● **数字**

参考文献

●香春知永ほか、臨床看護総論─基礎看護学〈4〉（系統看護学講座 専門分野Ⅰ）第6版、医学書院、2016年

●任和子・大西弘高、臨床看護総論（ナーシング・グラフィカ基礎看護学⑤）、メディカ出版、2014年

●小田正枝、アセスメント・看護計画がわかる！症状別 看護過程（プチナースBOOKS）、照林社、2014年

【著者略歴】
大口 祐矢（おおぐち ゆうや）

2011年 国立名古屋大学医学部 保健学科 看護学専攻卒業。
　　　　看護師資格、保健師資格を取得。
2011年 某国立病院勤務。
2018年 愛知医科大学大学院 看護学研究科 修士課程修了。
2020年 神戸女子大学 看護学部助教。

外科、血液腫瘍内科、神経内科などで看護師として勤務する傍
ら、看護学生を対象にしたオンライン看護塾「根拠がわかる看護
義塾 https://kango.pw」を開校。根拠に基づいた説明と解説に
より、わかりやすさが評判となり、利用者数は月間30万人を超
えている。

【編集協力】
株式会社 エディトリアルハウス

【本文キャラクター】
大羽 りゑ

【本文図版・イラスト】
加藤 華代
タナカ ヒデノリ

【本文イラスト】
加賀谷 育子

かんご げんば やくだ
看護の現場ですぐに役立つ
りんしょうかんご
臨床看護のキホン

発行日	2021年 7月 1日	第1版第1刷

おおぐち ゆうや
著　者　大口　祐矢

発行者　斉藤　和邦
発行所　株式会社　秀和システム
　　　　〒135-0016
　　　　東京都江東区東陽2丁目4−2　新宮ビル2階
　　　　Tel 03-6264-3105（販売）Fax 03-6264-3094
印刷所　三松堂印刷株式会社　　　　Printed in Japan
ISBN978-4-7980-6369-0 C3047

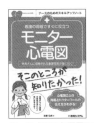

看護の現場ですぐに役立つ
モニター心電図

あなたは分厚い心電図の本を読み、細かい理論やたくさんの心電図の数値を前に、勉強が嫌になったことがありませんか？　看護の現場では理論よりも実践です。本書は、新人ナースがこれだけは覚えなければならないという心電図の基礎知識をわかりやすく図解で解説した入門書です。心電図は緊急度順に並べられ、すべての心電図に病歴や対処、ドクターコールの具体例、医師が行う治療を記載しているので、看護の現場ですぐに役立ちます。

【著者】　佐藤弘明　　　　　　　　　【発行】　2015 年 10 月刊
【定価】　1650 円（本体 1500 円＋税 10%）　　ISBN　978-4-7980-4297-8

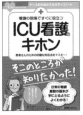

看護の現場ですぐに役立つ
ICU 看護のキホン

あなたは集中治療（ICU）看護と聞いて、どんなイメージを持つでしょうか？ ICU への配属経験のないナースは「いつも忙しそう」「覚えることがたくさんあって大変そう」というマイナスイメージを持つようです。本書は、新人ナースや ICU に配属されたばかりのナースのための ICU 看護の基本が手に取るようにわかる入門書です。忙しい人でも知りたいことをすぐにイメージできるように、ポイントを絞って簡潔に記載しています。

【著者】　株式会社レアネットドライブ ナースハッピーライフ編集グループ
【発行】　2016 年 2 月刊　　【定価】　1760 円（本体 1600 円＋税 10%）
ISBN　978-4-7980-4522-1

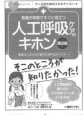

看護の現場ですぐに役立つ
人工呼吸ケアのキホン［第 2 版］

人工呼吸器は、人命を預かる大切な機械です。しかし、覚えることがたくさんあるので、なんとなく敬遠して、そのまま苦手になっている看護師も多いです。本書は、先輩に聞きにくい新人ナース、いまさら聞きにくかったり、復習しておきたいベテランナースを対象に、人工呼吸器看護に求められる最新の基礎知識を、ポイントを絞って図解で丁寧に解説します。また、訪問看護師や介護家族、非専門医やプライマリケア医にもおすすめします。

【著者】　株式会社レアネットドライブ ナースハッピーライフ編集グループ・長尾和宏（監）
【発行】　2021 年 3 月刊　　【定価】　1650 円（本体 1500 円＋税 10%）
ISBN　978-4-7980-6424-6

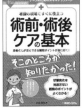

看護の現場ですぐに役立つ
術前・術後ケアの基本

新人看護師にとって術前・術後の看護は、非常に神経を使います。迅速に適切な看護をするには、患者のどこを見て、何を記録するのか、準備するもの、患者の既往や術後の合併症リスクなどの観察ポイントを事前にまとめなければなりません。本書は、新人看護師向けに術前・術後看護における必須の基礎知識をまとめ、効率よく必要な情報を収集し、アセスメントする技能が身に付くスキルアップノートです。患者さんが安心できる看護師になれます！

【著者】　大口祐矢　　　　　　　　　【発行】　2016 年 11 月刊
【定価】　1650 円（本体 1500 円＋税 10%）　　ISBN　978-4-7980-4836-9

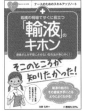

看護の現場ですぐに役立つ
看護記録の書き方

看護記録は、患者さんの日々の状態を記録するだけでなく、医療の透明性を確保するのに欠かせない記録です。特に、医療訴訟における重要な証拠とされています。しかし、新人ナースは日々の業務や看護スキルの習得に追われ、看護記録の書き方を学ぶ余裕がないでしょう。本書は、新人ナースのための看護記録の基礎知識と、簡潔で実用性の高い書き方を学べる入門書です。患者さんのために看護記録をムダなく的確に書きましょう！

【著者】　大口祐矢　　　　　　　　　【発行】　2015 年 10 月刊
【定価】　1650 円（本体 1500 円＋税 10%）　　ISBN　978-4-7980-4438-5

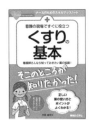

看護の現場ですぐに役立つ
「輸液」のキホン

看護師は様々な科で働いていますが、輸液はどの科でも必要とされる重要なスキルです。しかし、教科書を読んでもわかりにくく苦手にしている方も多いのではないでしょうか。本書は、輸液の基礎知識を看護師が知っておかなければならない範囲に絞って簡潔に解説します。「実際の点滴の仕方」「どのような器具が必要なのか」「輸液ポンプ、シリンジポンプの使い方」といった看護師の現場で役立つ実践的な知識が身に付きます。

【著者】　佐藤弘明　　　　　　　　　【発行】　2016 年 7 月刊
【定価】　1650 円（本体 1500 円＋税 10%）　　ISBN　978-4-7980-4296-1

看護の現場ですぐに役立つ
くすりの基本

看護学生にとって薬理学は、わかりづらく苦しい時間です。新人ナースになっても、現場のいそがしさに遠慮して、薬についてわからないことを先輩に聞けないまま不安に過ごしている人がいます。本書は、看護師なら知っておきたい「医薬品の基礎知識」を的確に身に付けられるように、わかりやすく解説した入門書です。間違いやすい薬の特徴や詳しい作用機序など、現場ですぐに使えるポイントがパッと見てわかるようになっています。

【著者】　中尾隆明　　　　　　　　　【発行】　2016 年 8 月刊
【定価】　1650 円（本体 1500 円＋税 10%）　　ISBN　978-4-7980-4722-5

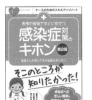

看護の現場ですぐに役立つ
感染症対策のキホン［第 2 版］

感染症対策の知識は、看護師（ナース）自身の身を守るためにも、患者さんの安全な入院生活のためにも必要不可欠です。しかし、忙しい臨床現場では先輩看護師に再確認する暇もないでしょう。そこで本書では、看護師のために臨床現場ですぐに役立つ感染症対策の知識をまとめました。基礎知識から、臨床現場でよく見かける感染症、処置に対しての感染症対策、事例、病棟以外の部署などをわかりやすく解説します。

【著者】　大口祐矢　　　　　　　　　【発行】　2020 年 9 月刊
【定価】　1760 円（本体 1600 円＋税 10%）　　ISBN　978-4-7980-6262-4

看護の現場ですぐに役立つ
シリーズのご案内

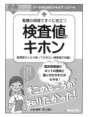

看護の現場ですぐに役立つ
検査値のキホン

血液検査、尿検査など、臨床検査値は、治療の方針や薬の処方等を検討する上での重要な指針です。昨今では、院外処方箋に血液検査の値が表示されるなど、重要度を増しています。本書は、忙しい看護師向けに実践ですぐに役立つ検査値の基礎知識を、イメージしやすいイラスト付きでわかりやすく解説した入門書です。ベテラン看護師による補足説明が随所にあるので、看護師になりたての方からベテランの方まで幅広く参考にしてください。

【著者】 中尾隆明・岡 大嗣　　　【発行】 2017 年 3 月刊
【定価】 1540 円（本体 1400 円＋税 10%）　　ISBN　978-4-7980-4977-9

看護の現場ですぐに役立つ
ドレーン管理のキホン

新人ナースにとって、ドレーン管理は知っているようで知らない知識です。ドレーンにはどのような種類があるか、どのようなときにドレナージを行うのか、知らなければならないことがたくさんあります。本書は、新人ナースや介護家族向けに、ドレーン管理に必要な基礎知識や観察ポイントを図解でわかりやすく学べるようにまとめた入門書です。誰かに聞きたくても聞けなかったドレーン管理について、初歩の知識からポイントを絞って簡潔に解説します。

【著者】 株式会社レアネットドライブ ナースハッピーライフ編集グループ・長尾和宏(監)
【発行】 2017 年 3 月刊　　　【定価】 1650 円（本体 1500 円＋税 10%）
ISBN　978-4-7980-4978-6

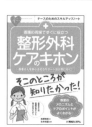

看護の現場ですぐに役立つ
整形外科ケアのキホン

整形外科は、患者さんの日常生活動作 (ADL) の向上が重要な治療目的の一つです。チーム医療が推進されるなか、ナースも整形外科ケアで重要な役割を担っており、患者さんの不安を取り除くなど心身のサポートも求められています。本書は、多忙なドクターや先輩ナースに質問できない人のために、整形外科ケアに役立つ専門知識をコンパクトにまとめたスキルアップノートです。疾患のメカニズムとケアのポイントが身に付きます！

【著者】 宮原明美・永木和載 (監)　　　【発行】 2017 年 8 月刊
【定価】 1760 円（本体 1600 円＋税 10%）　　ISBN　978-4-7980-5039-3

看護の現場ですぐに役立つ
注射・採血のキホン

医療スタッフにとって、注射・採血は基本中の基本といえる業務です。しかし、穿刺の際に痛みを伴うため、患者さんによっては怒りだしたり、トラブルの原因となってしまう可能性が高い医療行為の一つです。本書は、看護経験が比較的浅い看護師向けに、注射と採血を的確に行うための基礎やテクニックをわかりやすく解説します。穿刺について苦手意識を持っている看護師も、正しい手順や知識を理解することで苦手意識の克服ができます。

【著者】 佐藤智寛　　　【発行】 2017 年 11 月刊
【定価】 1540 円（本体 1400 円＋税 10%）　　ISBN　978-4-7980-5245-8

看護の現場ですぐに役立つ
看護研究のポイント

「仕事だけでも手一杯なのに、看護研究の係になってしまった！」看護師さん。その気持ち、よーくわかります。新人に限らず、看護研究に苦手意識を持つ看護師はたくさんいます。本書は、新人看護師を対象に、テーマの決め方から研究デザインの設計、研究計画書の作成、具体的な進め方などを紹介。人前でも恥ずかしくない研究成果の発表など、図版と共にそのコツをていねいに解説します。きっと自信がつくことでしょう。

【著者】 大口祐矢　　　【発行】 2017 年 12 月刊
【定価】 1760 円（本体 1600 円＋税 10%）　　ISBN　978-4-7980-5131-4

看護の現場ですぐに役立つ
口腔ケアのキホン

口腔の健康は、話すこと、自分の口で食べられることなど日常生活において非常に重要です。しかし、看護師の多忙な業務のなかで患者の口腔ケアは後回しにされがちです。本書は、現場の看護師に向けて、口腔ケアの基本から症状に合わせたケア方法など、患者さんを安心させる口腔ケアの知識を解説します。経口挿管中のケアや片麻痺がある人のケアなど、疾患別の治療法や日常生活の注意点、状態に応じた必要物品などがよくわかります。

【著者】 中澤真弥　　　【発行】 2017 年 12 月刊
【定価】 1540 円（本体 1400 円＋税 10%）　　ISBN　978-4-7980-5249-6

看護の現場ですぐに役立つ
認知症ケアのキホン

認知症ケアの経験が浅いナースは、「認知症の人とどう接していいかわからない」という戸惑いを感じることでしょう。それは認知症を恐ろしいものという誤ったイメージでとらえているからです。本書は、新人ナース向けに、認知症のメカニズムとケアのポイントをわかりやすく解説したスキルアップノートです。認知症患者との日ごろの接し方、問題行動の対処、家族の支え方などを、経験の薄い新人ナースでもしっかり学び理解を深められます。

【著者】 長尾和宏　　　【発行】 2017 年 12 月刊
【定価】 1650 円（本体 1500 円＋税 10%）　　ISBN　978-4-7980-5325-7

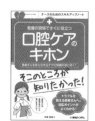

看護の現場ですぐに役立つ
小児看護のキホン

小児看護は、赤ちゃんから高校生まで幅広い患者さんを対象とします。自覚症状を正確に訴えることができない子どもの状態を把握するには、子どもの発達段階に合わせたコミュニケーションが欠かせません。本書は、小児看護に携わるナースを対象に、子どもの気持ちを楽にする看護法とフィジカルアセスメントのノウハウを解説した教科書です。小児の心と体や生活習慣、年齢特有の疾患など、小児看護の基本的なポイントがわかります。

【著者】 渡邉朋（代表）　　　【発行】 2018 年 2 月刊
【定価】 1650 円（本体 1500 円＋税 10%）　　ISBN　978-4-7980-5246-5

看護の現場ですぐに役立つ
シリーズのご案内

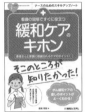

看護の現場ですぐに役立つ
緩和ケアのキホン

緩和ケアは、一般社会だけでなく医療関係者の間でも、がんの終末期ケアと誤解されています。しかし、実際にはがんだけでなく、すべての疾患、領域にまたがる基本の医療です。本書は、新人看護師のために、患者の痛みを癒す緩和ケアの精神と、基本的なスキルをわかりやすく解説した教科書です。トータルペイン（全人的痛み）、薬物治療、非がん疾患における緩和ケア、在宅緩和ケアなど緩和ケアの癒しのポイントがわかります。

【著者】　長尾和宏　　　　　　　　　　【発行】　2018 年 3 月刊
【定価】　1540 円（本体 1400 円＋税 10%）　ISBN　978-4-7980-5188-8

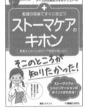

看護の現場ですぐに役立つ
医療安全のキホン

インシデントから患者さんを守る医療安全とは、エラーやミスをしないことでしょうか？　高い緊張感でしょうか？　実際の医療現場では、安全な看護や医療を願いながら、避けられないエラーが発生し、同じようなミスが繰り返されています。本書は、医療現場のなかでもエラーやミスに関与しやすい新人看護師を対象に、インシデントを「学び」に予防する方法を解説します。事故防止につながる安全管理のポイントがよ～くわかります。

【著者】　大坪陽子・荒神裕之・雑賀智也　　【発行】　2018 年 3 月刊
【定価】　1650 円（本体 1500 円＋税 10%）　ISBN　978-4-7980-5289-2

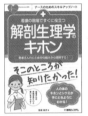

看護の現場ですぐに役立つ
解剖生理学のキホン

看護学校で必死に勉強しても、いざ現場に出たらわからないことだらけ。現場で患者さんや病気と向きあって、はじめて学校の授業が理解できた。これはナースなら誰でも経験がある話です。本書は、現場で働くナースを対象に医学知識の基礎になる解剖生理学をあらためて解説した、現場で役立つスキルアップノートです。たくさんの教科書を引っ張り出す前に、総復習として利用していただくことで、覚えた知識を手軽に再確認できます。

【著者】　野溝明子　　　　　　　　　　【発行】　2018 年 3 月刊
【定価】　1760 円（本体 1600 円＋税 10%）　ISBN　978-4-7980-5324-0

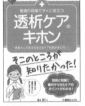

看護の現場ですぐに役立つ
ストーマケアのキホン

ストーマ造設術を受けた患者さんは、身体的ケアはもちろんのこと、精神的ケアも欠かせません。本書は、臨床現場の忙しいナースのために、ストーマケア看護の知識と技術について、体系的にわかりやすく解説したスキルアップノートです。前提知識から、ストーマ用品の特徴と使い方、ストーマリハビリテーション、ストーマスキンケアまでの一連の流れのポイントがわかります。本書一冊だけでストーマケアの全容がつかめます。

【著者】　梶西ミチコ　　　　　　　　　【発行】　2018 年 5 月刊
【定価】　1650 円（本体 1500 円＋税 10%）　ISBN　978-4-7980-5051-5

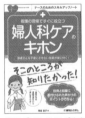

看護の現場ですぐに役立つ
婦人科ケアのキホン

婦人科は臨床実習で回ることもあまりないため、配属された看護師は、はじめて見る診察方法や使用機械などに戸惑うでしょう。ところで婦人科に戸惑うのは看護師だけではありません。患者さんも不安や緊張を感じます。本書は、はじめて婦人科に配属された看護師のために、主な診察や処置、検査、疾患、治療のポイントなどを基本から丁寧に解説します。しっかりとした技術と知識を身に付けて、患者さんの不安に応えてあげてください。

【著者】　岡田宏子　　　　　　　　　　【発行】　2018 年 5 月刊
【定価】　1650 円（本体 1500 円＋税 10%）　ISBN　978-4-7980-5388-2

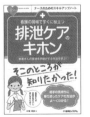

看護の現場ですぐに役立つ
透析ケアのキホン

日本では、透析患者が年々増加しており、今後、透析を受けながら生活する人を支える場面は広がるばかりかと思われます。本書は、透析室や腎臓内科病棟に配属され、透析ケアに携わることになった看護師を対象に、透析ケアのキホンを丁寧に解説したナースのためのスキルアップノートです。腎臓の仕組みから、血液透析、腹膜透析、腎臓病患者の合併症、高齢透析患者に対する看護など、ナースが知っておきたいポイントがわかります！

【著者】　植木博子　　　　　　　　　　【発行】　2010 年 6 月刊
【定価】　1540 円（本体 1400 円＋税 10%）　ISBN　978-4-7980-5429-2

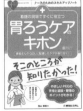

看護の現場ですぐに役立つ
胃ろうケアのキホン

不安でいっぱいな胃ろう患者と家族のために、胃ろうの知識を持つ医療者の育成が急務となっています。本書は、胃ろうについて知りたい医療関係者を対象に、PEG の手法と増設・管理のポイント、トラブル解決法をわかりやすく紹介します。胃ろう造設前のケアから、PEG カテーテルの手入れのコツ、栄養剤注入の手順、PEG が抜けてしまったときや嘔吐などのトラブル対応など、ケアの現場で得られるノウハウ満載です。

【著者】　西山順博　　　　　　　　　　【発行】　2018 年 7 月刊
【定価】　1760 円（本体 1600 円＋税 10%）　ISBN　978-4-7980-5302-8

看護の現場ですぐに役立つ
排泄ケアのキホン

排泄は人が生きていくうえで欠かせない行為です。年齢を重ねるごとに排泄障害のリスクは高くなりますが、「恥ずかしい」「見られたくない」などの理由で障害を隠す患者さんもいます。本書は、看護師が患者さんの様々な事情を理解し、排泄に関わる基本的な知識を学べるようにポイントを絞って解説した、排泄ケアの入門書です。障害の原因を知るアセスメントや患者さんを安心させるアプローチ、症状に応じた排泄方法などがわかります。

【著者】　中澤真弥　　　　　　　　　　【発行】　2018 年 7 月刊
【定価】　1650 円（本体 1500 円＋税 10%）　ISBN　978-4-7980-5386-8

看護の現場ですぐに役立つ
シリーズのご案内

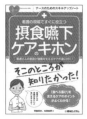

看護の現場ですぐに役立つ
摂食嚥下ケアのキホン

私たちは、誰もが口からものを食べる行為を当たり前のこととして生活しています。しかし、高齢化など様々な理由から飲み込み機能に障害をきたし、口から食べることが困難な患者さんも少なくありません。本書は、看護の現場で求められる、老化にともなう摂食嚥下の問題や、高齢者への対応をやさしく解説した、ナースのためのスキルアップノートです。口から食べることの意義、疾患別の対応法、予防や在宅ケアの支援方法などがわかります。

【著者】斉藤雅史・松田直美 　　【発行】2018年9月刊
【定価】1650円（本体1500円+税10%）　ISBN 978-4-7980-5418-6

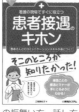

看護の現場ですぐに役立つ
地域包括ケアのキホン[第2版]

地域包括ケアシステムは、国が推進する医療・介護・福祉施策の核です。超高齢化社会において地域の包括的な支援・サービスを提供する体制として期待されています。本書は、新人看護師を対象に「地域包括ケアのキホン」を医療や介護の現場での実践を踏まえながら学ぶ入門書です。保険の仕組み、地域ケア病棟（病床）、入院事例、在宅介護や介護サービスまで解説します。第2版では診療報酬改定を反映し、最新情報を盛り込みました。

【著者】荒神裕之・坂井暢子・雑賀智也 　【発行】2020年9月刊
【定価】1650円（本体1500円+税10%）　ISBN 978-4-7980-6223-5

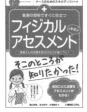

看護の現場ですぐに役立つ
フィジカルアセスメントのキホン

フィジカルアセスメントが看護師にとって欠かせないものとして看護基礎教育に導入されてから、はや10年が経ちました。とはいえ、実際に学校や大学で習った技術を臨床の現場で使うのは簡単なことではありません。本書は、看護の現場における目の前の患者さんや、緊急時の救命に必要なフィジカルアセスメントの基礎知識をわかりやすく解説します。臨床でよく見られる症状を系統別にあげ、それぞれに必要なアセスメントを紹介します。

【著者】横山美樹・足立容子・片桐郁代 　【発行】2018年12月刊
【定価】1540円（本体1400円+税10%）　ISBN 978-4-7980-5248-9

看護の現場ですぐに役立つ
患者接遇のキホン

臨床の接遇・マナー指導では「あたりまえのことがなぜできないの」という言葉をよく聞きます。しかし、その「あたりまえ」は育った環境によって異なるため、学習し練習することこそ重要です。本書は、患者さんとのコミュニケーションに必要な接遇・マナーを学習し、練習できるスキルアップノートです。院内での振舞い方、話し方、亡くなられた際の対応、メールの文面、クレームを受けたときの対応など知りたかったことがわかります！

【著者】三瓶舞紀子 　　【発行】2018年12月刊
【定価】1650円（本体1500円+税10%）　ISBN 978-4-7980-5419-3

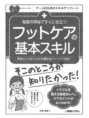

看護の現場ですぐに役立つ
フットケアの基本スキル

近年、糖尿病の人口が増加していることに伴い、合併症による糖尿病性足病変が増えています。そうした足のトラブルはフットケアで予防することができるため、早期発見、早期治療を含めたケアが重要になっています。本書は、糖尿病足病変を中心に様々な足トラブルに対応したフットケアの実践術を看護師向けに解説します。原因や発生機序、足病変の種類、糖尿病性足病変を予防するための診察や治療、セルフケアの方法などがわかります。

【著者】中澤真弥 　　【発行】2019年1月刊
【定価】1650円（本体1500円+税10%）　ISBN 978-4-7980-5387-5

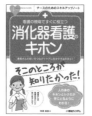

看護の現場ですぐに役立つ
消化器看護のキホン

消化器疾患の医療は目覚ましい発展を遂げていますが、効果的な治療をするにはチームの連携が不可欠です。なかでも、患者さんと密接な関わりを持つ看護師の役割は重要です。患者と医師、ほかの医療従事者、そして家族との連携をとるために、必要な知識や技術を身に付けなければなりません。本書は、看護の現場ですぐに役立つ消化器系の解剖生理学、疾患の症状、検査や診断、治療、看護技術やケアなどをイラストや図を使ってわかりやすく解説しました。

【著者】中澤真弥 　　【発行】2019年5月刊
【定価】1760円（本体1600円+税10%）　ISBN 978-4-7980-5384-4

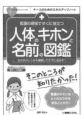

看護の現場ですぐに役立つ
人体のキホンと名前の図鑑

看護師にとって解剖学の基礎知識は必須です。けれども、複雑な人体の形態・構造をすべて把握することは容易ではありません。本書は、看護の現場で必須の人体の構造について、大きなカラーイラストを交えながら学べるようにした入門書です。コメディカルにとって重要な部分を抜き出して解説しているので、忙しい看護師の効率的な復習にも最適です。重要語句は赤文字になっているので、赤シートで穴埋め問題としても使えます。

【著者】雑賀智也 　　【発行】2019年11月刊
【定価】1650円（本体1500円+税10%）　ISBN 978-4-7980-5691-3

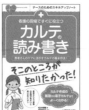

看護の現場ですぐに役立つ
カルテの読み書き

看護師が日々の看護を実践するうえで欠かせないもの、それがカルテです。本書は、看護記録に限定されない、多職種が共同で使用する「カルテ」について基礎から電子カルテまで丁寧に解説しました。医者、看護師だけでなく、コメディカルが患者とどのように接してどのような記録をしているかを知り、カルテから読みとることができるようになります。医療安全管理の推進を図ると共に、情報共有、ヒューマンエラーの防止にも役立ちます。

【著者】松井美穂・雑賀智也（編著）　【発行】2019年12月刊
【定価】1540円（本体1400円+税10%）　ISBN 978-4-7980-5782-8

ナースのための
スキルアップ
ノート

看護の現場ですぐに役立つ
シリーズのご案内

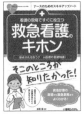

看護の現場ですぐに役立つ
救急看護のキホン

救急搬送は年々その数を増し、年570万件を超えました。さらに、高齢化・核家族化が進み、介護や生活の問題などもからみ、内容が複雑化しています。本書は、看護の現場で働く医療従事者のために、救急看護の基本であるトリアージや生活行動の援助、緊急薬剤の使用方法などを、イラスト付きの平易な文章でわかりやすく図解した入門書です。救急医療をチームとして行うための知識・技術・コミュニケーション力が身に付きます。

【著者】 志賀 隆・冨田敦子・野呂美香・菱沼加寿子（訳）・奥村将年・森 一直・林 実・石塚光太郎・小出智一・大楠崇浩
【発行】 2020年2月刊 【定価】 1650円（本体1500円＋税10%）
ISBN 978-4-7980-5690-6

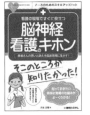

看護の現場ですぐに役立つ
脳神経看護のキホン

新人ナースが看護の現場に立つと、参考書と臨床で異なることが多く、看護の知識を現場に落とし込むのに苦労することがよく起こります。そんなときに役立つのが、患者さんの率直な言葉です。本書は、脳神経看護の基礎知識や技術について、著者が看護の現場で学んだ知識や、患者さんから学んだことをより詳しく、わかりやすく、簡単に解説した、ナースのための入門書です。臨床で困ったときにすぐに立ち返れる脳神経本としても使えます。

【著者】 久松正樹 【発行】 2020年3月刊
【定価】 1650円（本体1500円＋税10%） ISBN 978-4-7980-5688-3

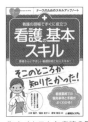

看護の現場ですぐに役立つ
看護の基本スキル

看護師になりたててで、すべての基礎看護技術を理想通りにこなせる人はいません。しかし、その中ですぐに身に付けたい、特に大事な技術がコミュニケーションのとり方や、自分の感情を支えるスキルです。本書は、新人看護師を対象に、現場で役立つ看護の基本スキルを図解でわかりやすく解説した入門書です。看護技術の手順で最優先すべきことを病棟の日勤帯の流れに沿って解説しているので、新人看護師にとっても馴染みやすく、看護業務にすぐに役立つ内容となっています。

【著者】 大坪陽子・岡田宏子・雑賀智也（監） 【発行】 2020年3月刊
【定価】 1760円（本体1600円＋税10%） ISBN 978-4-7980-5783-5

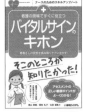

看護の現場ですぐに役立つ
バイタルサインのキホン

いま、看護職の方が働く現場は、病院だけでなく在宅も含めて大きく広がっています。様々な現場で活躍している看護師は、他の医療・介護職の方と協働することも増えてきました。本書は、新人や基本を学びなおしたい看護職のために、バイタルサインを正しく観察・測定・評価して伝える技術を、豊富なイラストでわかりやすく簡潔に解説した入門書です。バイタルサインがわかると、患者さんや家族の方に適切な説明ができます！

【著者】 横山美樹・西村礼子・太田雄馬 【発行】 2020年3月刊
【定価】 1650円（本体1500円＋税10%） ISBN 978-4-7980-5787-3

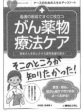

看護の現場ですぐに役立つ
がん薬物療法ケア

抗がん剤治療を受ける患者が増加するとともに、がん薬物療法看護の重要性が増しています。実践する看護師から「怖い」「苦手」「不安」という発言をよく耳にします。本書は、忙しい看護師のために、がん薬物療法の基礎知識と看護技術のポイントをわかりやすくまとめた入門書です。抗がん剤とはどういうもので、どう取り扱うのか、副作用はどこを観察すればよいのかなど、必須の知識がすぐに身に付きます。

【著者】 中別府多美得 【発行】 2020年4月刊
【定価】 1760円（本体1600円＋税10%） ISBN 978-4-7980-5689-0

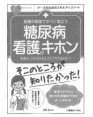

看護の現場ですぐに役立つ
糖尿病看護のキホン

糖尿病患者数は増加しており、専門の病棟や外来だけでなく、どの領域の看護師であっても糖尿病看護に関する知識を持っておくことが必要です。本書は、糖尿病の病態や合併症、治療など医学的知識を整理しながら、患者さんの心理的側面や社会的側面も考慮しつつ看護できるようにわかりやすく解説した、ナースのためのスキルアップノートです。患者さんの生活スタイルに合わせた支援の方法を学び、その人らしい人生を送る手助けをしましょう。

【著者】 柏崎純子 【発行】 2020年4月刊
【定価】 1760円（本体1600円＋税10%） ISBN 978-4-7980-5834-4

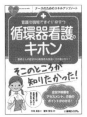

看護の現場ですぐに役立つ
循環器看護のキホン

食生活の欧米化や高齢化の進行により生活習慣病が増えています。それに伴い、循環器疾患も急増し、将来的な課題となっています。本書は、現場で働くナースのために循環器看護の基本である解剖整理、疾患、症状、検査、診断、治療などをわかりやすく解説し、苦手な人でも基礎から学ぶことができる循環器看護の入門書です。必要となる頻度の高い知識を優先した内容をコンパクトにまとめているので、日々忙しい看護師の参考書として最適です。

【著者】 中澤真弥・雑賀智也（監） 【発行】 2020年5月刊
【定価】 1760円（本体1600円＋税10%） ISBN 978-4-7980-5385-1

看護の現場ですぐに役立つ
症状別看護過程

「看護過程とは何か？」と聞かれて、どう答えますか？ ベテラン看護師でさえ、納得のいく答えを言える人は少ないのではないでしょうか。類書を調べてみてもほとんど説明されないまま、いきなり「症状別」や「疾患別」の解説が始まっています。本書は、「看護過程」をきちんと理解してもらったうえで、その具体的な中身を解説しています。看護学生から臨床経験を積んだ看護師まで、本書を通してじっくり学んでいただけるように、との思いを込めて執筆しました。

【著者】 大口祐矢 【発行】 2020年5月刊
【定価】 1650円（本体1500円＋税10%） ISBN 978-4-7980-5928-0

看護の現場ですぐに役立つ
シリーズのご案内

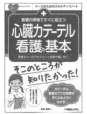

看護の現場ですぐに役立つ
心臓カテーテル看護の基本

循環器内科における看護の現場では、見たこともない機械や、教科書では習ったこともない心電図に遭遇したりします。あなたは右も左もわからないまま命に関わる現場に投げ出され、モニターのアラームが鳴るたびに怯えるような日々を過ごしているかもしれません。本書は、そんな新人看護師のために、心臓カテーテル看護に絞って、その基礎とケアのポイント解説します。本書を通して的確な情報を収集し、アセスメントする技能を身に付けてください！

【著者】 岩崎純恵　　【発行】 2020年11月刊
【定価】 1650円（本体1500円＋税10%）　ISBN 978-4-7980-5687-6

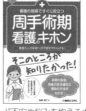

看護の現場ですぐに役立つ
周手術期看護のキホン

近年、周手術期医療における入院期間が短縮化しています。そのため、手術に挑む患者がどのような心理状態にあり、どのような不安を抱くのかをじっくり把握する時間も短くなっています。本書は、周手術期医療について「経過が早くて追いつけない」「確認事項や観察項目が多くて緊張する」「ドレーンやチューブ管理が苦手」など不安や悩みを抱えるナースのために、技術と患者心理をわかりやすく解説した入門書です。安心安全な手術療法を支える技術を身に付けましょう。

【著者】 兒嶋章仁　　【発行】 2020年7月刊
【定価】 1650円（本体1500円＋税10%）　ISBN 978-4-7980-5214-4

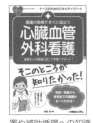

看護の現場ですぐに役立つ
心臓血管外科看護

看護師は病院や在宅において、患者と関わる時間が最も長い医療者です。そんな看護師が外科手術を受けた患者のわずかな変化に気づけるなら、患者や家族を救うことになります。本書は、若手看護師のために、心臓血管外科看護の基礎知識を解説したスキルアップノートです。解剖生理の基本だけでなく、人工心肺装置や補助循環への知識、患者へのケア、術後リハビリテーション、在宅リソースの活用など、気づきにつながる幅広い知識が身に付きます。

【著者】 前田浩　　【発行】 2020年7月刊
【定価】 1650円（本体1500円＋税10%）　ISBN 978-4-7980-5785-9

看護の現場ですぐに役立つ
麻酔ケアの基本

良好な周術期管理は、患者さんをより早く日常生活に復帰させる効果があります。看護師は良好な周術期管理のために、麻酔科医が何を考え、何をしているのかを知り、息を合わせる必要があります。本書は、若手の看護師や初期研修医、その他の医療従事者向けに、麻酔の基本から術前術後管理まで、イラストを使ってわかりやすく解説したスキルアップノートです。手術室ナースが知っておきたい麻酔のポイントがわかります！

【著者】 佐々木克之　　【発行】
【定価】 1760円（本体1600円＋税10%）　ISBN 978-4-7980-5965-5

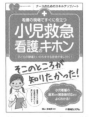

看護の現場ですぐに役立つ
小児救急看護のキホン

小児患者は成人患者とはまったく異なり、バイタルサインの正常値や身体機能が年齢（体重）により大きく変わります。本書は、ナースのための小児救急看護の基本から緊急時対応までわかりやすく解説した入門書です。小児患者の年齢による違いを意識的に覚え、そのうえでツールを活用する方法が身に付きます。救急という切迫した状態だけではなく、軽傷の場合や入院中のケアなども含めて必要な援助を見極め、適切な看護ができるようになります。

【著者】 横山奈緒実　　【発行】 2020年7月刊
【定価】 1760円（本体1600円＋税10%）　ISBN 978-4-7980-5966-2

看護の現場ですぐに役立つ
新生児看護のキホン

学校で学ぶ知識は成人看護が多くの部分を占めており、新生児看護は非常に狭い分野です。超高齢化社会となり、どうしても高齢者へ目が向きがちですが、新生児看護はおろそかにできません。本書は、新生児を看護するうえで必要な生理学の知識や日常生活援助などを図や写真を交えて、わかりやすく解説した、ナースのためのスキルアップノートです。新生児の観察法や適切なアセスメント、新生児蘇生、そして家族看護のあり方まで身に付きます。

【著者】 菅野さやか　　【発行】 2020年8月刊
【定価】 1760円（本体1600円＋税10%）　ISBN 978-4-7980-5967-9

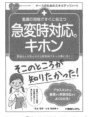

看護の現場ですぐに役立つ
急変時対応のキホン

看護の現場では急変時対応が求められるシーンが多々あります。急変時には、慌てず騒がず、状況を俯瞰的に見て、先を読んで対応することが大切です。そのためには、日頃から患者さんの観察を行うことや、急変の際に使用できる機器に慣れることも重要です。本書は、現場で急変時対応にあたるナースのために、基本的な対応から、フィジカルアセスメント、家族への対応まで解説したスキルアップノートです。いざというとき、あなたの力が発揮できるようサポートします。

【著者】 住永有梨・辻本真由美　　【発行】 2020年8月刊
【定価】 1650円（本体1500円＋税10%）　ISBN 978-4-7980-5968-6

看護の現場ですぐに役立つ
疾患別看護過程

看護過程は、看護師が使いこなすべきツールです。しかし、看護基礎教育や実習でじっくり学んだ方でも、「看護診断がよくわからない」「アセスメントが難しい」という声をよく聞きます。本書は、忙しい現役看護師、看護学生を対象に、看護過程の考え方のポイントを解説し、臨床で遭遇する機会の多い主要な疾患を持つ患者さんにどのように看護を行うのか、事例を用いて短時間でわかりやすく学べるように解説したスキルアップノートです。

【著者】 横山美樹・西村礼子・伊東美奈子・太田雄馬
【発行】 2020年10月刊　【定価】 1760円（本体1600円＋税10%）
ISBN 978-4-7980-5929-7